U0244958

天津市青光眼诊疗规范

主编　鞠　宏　蔡鸿英

天津出版传媒集团
天津科学技术出版社

图书在版编目（ＣＩＰ）数据

天津市青光眼诊疗规范 / 鞠宏，蔡鸿英主编 . -- 天津：天津科学技术出版社，2024.6

ISBN 978-7-5742-2174-1

Ⅰ . ①天… Ⅱ . ①鞠… ②蔡… Ⅲ . ①青光眼－诊疗 Ⅳ . ① R775

中国国家版本馆 CIP 数据核字（2024）第 105672 号

天津市青光眼诊疗规范
TIANJINSHI QINGGUANGYAN ZHENLIAO GUIFAN

策划编辑：韩　瑞
责任编辑：张建锋
责任印制：兰　毅

出　　版：天津出版传媒集团
　　　　　天津科学技术出版社
地　　址：天津市西康路 35 号
邮　　编：300051
电　　话：（022）23332390
网　　址：www.tjkjcbs.com.cn
发　　行：新华书店经销
印　　刷：雅迪云印（天津）科技有限公司

开本 787×1092　1/32　印张 5.625　字数 136 000
2024 年 6 月第 1 版第 1 次印刷
定价：46.50 元

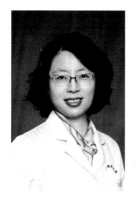

鞠 宏

医学博士，天津市眼科医院青光眼二科行政主任，副主任医师，天津市医学会眼科学分会青光眼学组副组长，天津市医学会眼科学分会青年委员。从事眼科医教研工作 20 余年，曾到中山眼科中心、北京同仁医院、美国 Bascom Palmer 眼科中心进修学习。主要从事青光眼、白内障等复杂眼前节疾病的治疗和研究。在《中华眼科杂志》及其他国家级核心期刊发表论文 10 余篇，SCI 收录论文 2 篇，参与翻译专著 2 部，承担或参与天津市卫健委课题多项。

获得 2020 年"天津市三八红旗手"，2018 年、2012 年"天津市卫生健康委优秀共产党员"，2007—2008 年"天津市卫生局青年岗位能手"，"亮睛工程成就奖"等荣誉称号。

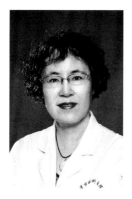

蔡鸿英

天津市眼科医院副主任医师，中华医学会眼科学分会青光眼学组委员，中国医师协会眼科医师分会青光眼专业委员会委员，天津市医学会眼科学分会青光眼学组组长。从事青光眼眼科临床 30 余年，具有丰富的青光眼临床诊疗经验。

编委会
天津市医学会眼科学分会青光眼学组

主　　编　鞠　宏　蔡鸿英

副 主 编　姚宝群　邢小丽　杨　瑾

编　　委　(按姓氏笔画排序)

　　　　　马　伊　尹则琳　田晓峰　齐世欣

　　　　　刘　伟　刘爱华　张海霞

编写秘书　丁肇凤　王　蕊

鞠　宏　天津市眼科医院

蔡鸿英　天津市眼科医院

姚宝群　天津医科大学总医院

邢小丽　天津医科大学眼科医院

杨　瑾　天津市眼科医院

马　伊　天津市人民医院

尹则琳　天津市眼科医院

田晓峰　天津市眼科医院

齐世欣　天津市宝坻区人民医院

刘　伟　天津医科大学眼科医院

刘爱华　天津医科大学眼科医院

张海霞　天津市第五中心医院

丁肇凤　天津市眼科医院

王　蕊　天津市眼科医院

前言

　　青光眼是世界第一位不可逆致盲眼病，其发病机制复杂，致盲率高。随着我国人口老龄化，青光眼患病率逐年增加，据估算2020年我国青光眼患者数量达2100万，致盲人数达567万，青光眼为患者、家庭和社会带来沉重负担。因此有效防治青光眼、减少青光眼致盲是眼科医生义不容辞的责任。

　　随着科学技术的进步和医学水平的提高，对青光眼的发病机制、诊断、治疗、预防等方面认识不断深入，近十年来青光眼防治领域发展迅猛，新的诊断仪器，新的药物、各种微创青光眼手术层出不穷，眼科医生只有掌握这些新的进展，才能更好地为患者解除病痛，恢复光明。尤其是基层眼科医生以及刚进入眼科专业的青年医生在进行青光眼的诊疗工作中会遇到很多困惑，例如如何理性看待"新疗法"，如何提高诊断水平，减少漏诊、误诊，以及如何规范各项诊疗行为等。因此，广大的眼科医生需要一本得心应手的临床工具书，指导自己的临床工作。

　　为此，天津市医学会眼科学分会青光眼学组组织专家编写了这本诊疗规范，用于满足广大眼科医生的工作需求。诊疗规范编委会成员均来自天津市三级甲等眼科专科医院或综合医院从事青光眼防治工作多年的专家，他们积累了丰富的临床经验并具有坚实的理论基础。他们参考国际权威临床研究，以中国青光眼指南、欧洲青光眼指南为基础，总结天津市的青光眼诊疗经验，编写青光眼检查、诊断、治疗规范，用于切实指导本市眼科医生的临床工作，规范诊疗行为，造福众多的青光眼患者。本书图文并茂，并附有精美的手术视频，为广大眼科医生、眼科研究生的临床工作提供治疗依据，同时编委会也会根据本专业的学术进展，将持续地更新这一诊疗规范，以保证其专业性、科学性和前沿性。

感谢参与诊疗规范编写的各位专家的共同努力、辛勤付出！感谢天津市医学会眼科学分会及天津科技出版社的大力支持！由于学识有限，时间短促，难免有疏漏错误，欢迎各界同仁批评指正。

鞠　宏　蔡鸿英
天津市医学会眼科学分会青光眼学组
《天津市青光眼诊疗规范》编委会
2024 年 5 月

目录

第一章　青光眼检查规范

第一节　前房角镜检查

前房角镜（gonioscopy）检查是青光眼的基本检查，对进一步诊断青光眼、分型、选择治疗方案都有重要作用。房角镜检查通过对前房角结构的详细观察，可以提供全周房角的直观的动态形态，观察房角的宽窄、粘连关闭范围、小梁网色素分级、房角血管等。房角镜检查在青光眼激光和手术治疗中起到重要的辅助作用，例如选择性激光小梁成形术（selective laser trabeculoplasty，SLT）、房角镜下房角分离和房角切开等。

一、前房角解剖

前房角由前壁（角巩膜壁）、后壁（虹膜根部）及隐窝（睫状体带）构成。

（一）解剖标志

前房角镜检查中我们需要熟练掌握的解剖标志从前到后依次是如下。

（1）Schwalbe 线：角膜后弹力层胶原蛋白凝结形成的一条透明细线，位于小梁网和角膜内皮之间。角膜楔形切面法可以用于识别 Schwalbe 线。

（2）前部小梁网（Trabecular Meshwork）：小梁网从 Schwalbe 线向后至巩膜突，靠近 Schwalbe 线部分是非功能性小梁网，即前部小梁网。

（3）后部小梁网：后部小梁网通常有色素沉着，即功能性小梁网。

（4）Schlemm 管：位于巩膜突前方，通常不可见，但在管内充血时可能可以观察到。如：房角镜检查对眼球的负压吸引导致、颈动脉 – 海绵窦瘘、Sturge–Weber 综合征等。

（5）巩膜突：呈白色，位于色素性小梁网和睫状体带之间。是房角开放与否的重要标志。

（6）睫状体带：虹膜根部附着于睫状体前表面，附着部位变异较大，因此，睫状体带的宽度变异较大。[1]

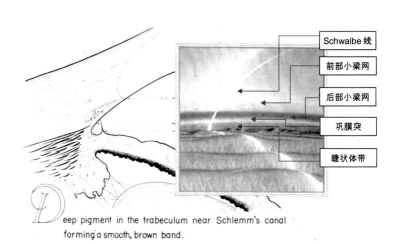

图 1-1-1　房角结构示意图[2]

（二）其他解剖特征

（1）血管：房角血管在浅色虹膜者多见，深色虹膜为主的亚裔群体里，在房角镜检查中能直观看见的血管多为异常的病理性血管，如新生血管性青光眼、Fuchs 异色性虹膜睫状体炎。

（2）色素沉着：色素沉着通常在后部小梁网更为明显。浓密的色素沉着常见于：假性囊膜剥脱综合征、色素播散综合征（pigment dispersion syndrome, PDS）、既往外伤史、虹膜激光术后、葡萄膜炎、青光眼发作史。

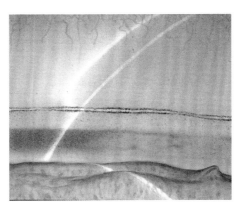

图 1-1-2　充血的 Schlemm 管[2]

二、房角镜检查技术

（一）房角镜分类

（1）直接房角镜：Koeppe 直接前房角镜（儿童青光眼全麻手术）、Volk 手术房角镜。

（2）间接房角镜：Goldmann 前房角镜和 Zeiss 前房角镜。

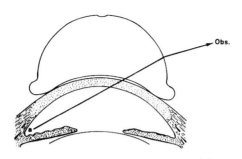

图 1-1-3 Koeppe 直接前房角镜[2]

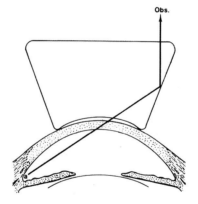

图 1-1-4 Goldmann 间接前房角镜[2]

（二）房角镜检查技术

房角镜检查的基本步骤是：静态检查、动态检查、动态压陷检查。

1. 静态检查

目的：评价房角的自然宽窄度（静态分级）；确定房角是否存在闭合。

技术：正前方注视（"巡航"式观察），短窄的小方块光束、避免棱镜倾斜，加压及光束经过瞳孔。

内容：虹膜角膜夹角入口的宽度，周边虹膜形态，房角结构解剖标志的可见度。

2. 动态检查

目的：人为增加房角深处结构的可见度，确定静态检查发现的闭合是贴附性或是粘连性。

技术：操纵前房角镜检查（Goldmann 型）、压陷前房角镜检查（Zeiss 型）。

内容：虹膜根止位置和睫状体带宽度（睫状突位置）、虹膜周边前粘连的形态、位置、部位与范围，房角结构的异常细微变化。

3. 动态压陷检查

房角镜：Goldmann 房角镜。

技术：改变注视眼位（往反射镜同侧方向注视，"俯冲"式观察），宽而明亮的光束，一侧（待观察房角对侧）加压（尽量避免倾斜或整体加压房角镜）。

三、前房角分级

目的：评价房角宽度的数字分级及其与房角潜在闭合可能性的相互关系。

类型：Van Herrick 分级（1969），Scheie 分级（1957），Shaffer 分级（1960），Spaeth 分级（1971）等，最常用的是 Scheie 分级。

Scheie 分级（静态）

基础	房角结构	分级（闭合可能性）
房角结构可见度	全部结构可见	宽角 W（不可能闭合）
	未见虹膜根部	窄 I（N1）
	未见睫状体带 （可见巩膜突）	窄 II（N2）（可能闭合）
	未见后部小梁网	窄 III（N3）（高度可能闭合）
	仅见 Schwalbe 线	窄 IV（N4）（闭合或高度可能闭合）

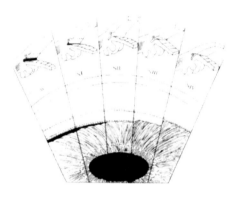

图 1-1-5　前房角的 Scheie 分级[3]

初学者，需要注意，间接房角镜下为镜面反射，为轴对称而非点对称。例如，房角镜下 7 点钟可见点状前粘连，实际上病变位于 11 点（轴对称），而不是 1 点（点对称）。[3]

四、不同类型青光眼房角镜检查图片

（一）原发性闭角型青光眼的房角

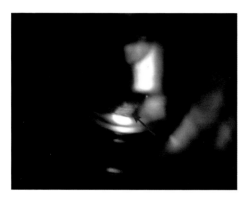

图 1-1-6 原发性闭角型青光眼的房角

箭头所指为粘连关闭房角和开放房角的分界点

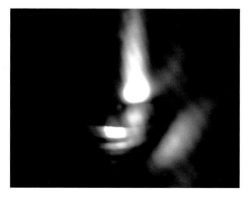

图 1-1-7 原发性闭角型青光眼

动态下粘连闭合的房角（仅见 schwable 线）

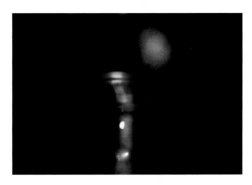

图 1-1-8　原发性闭角型青光眼
动态下开放的房角（可见全部房角结构）

（二）原发性开角型青光眼的房角

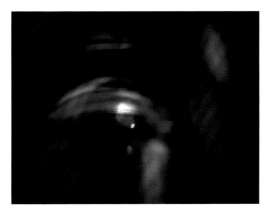

图 1-1-9　原发性开角型青光眼的房角

（三）ICE 综合征的房角

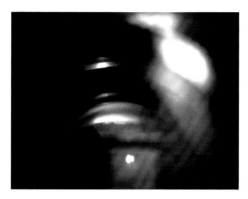

图 1-1-10 ICE 综合征的房角

可见多发虹膜前粘连

（四）色素性青光眼房角

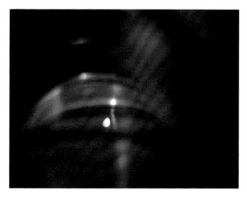

图 1-1-11 色素性青光眼的房角

可见大量色素沉积在小梁网

（五）新生血管性青光眼房角

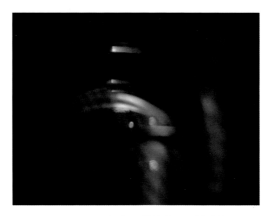

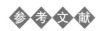
图 1-1-12　新生血管性青光眼的房角
可见房角内的新生血管

参 考 文 献

［1］European Glaucoma Society Terminology and Guidelines for Glaucoma, 5th Edition. Br J Ophthalmol. 2021；105（Suppl 1）：1-169.

［2］Alward WL. A history of gonioscopy. Optom Vis Sci. 2011；88（1）：29-35.

［3］Wu R-Y, Nongpiur ME, He M-G, et al. Association of narrow angles with anterior chamber area and volume measured with anterior-segment optical coherence tomography. Arch Ophthalmol. 2011；129（5）：569-74.

［4］中华医学会眼科学分会青光眼学组，中国医师协会眼科医师分会青光眼学组.中国青光眼指南（2020年）［J］.中华眼科杂志，2020，56（08）：573-586.

（鞠　宏　丁肇凤）

第二节 眼压检查

一、眼压的概念

眼内压（intraocular pressure，IOP）一般称为眼压，是指眼球内容物（包括晶状体、玻璃体和房水）作用于眼球壁上的压力。正常人的眼压稳定在一定范围内，以维持眼球的正常形态，使各屈光介质界面保持良好的屈光状态。

房水是充满前后房的透明液体，循环状态存在。房水由睫状体的睫状突上皮细胞产生，进入后房，经瞳孔流入前房，再由房角经小梁网进入 Schlemm 管，然后通过集液管和房水静脉最后进入巩膜表面的睫状前静脉，回流到血液循环；另有少部分从房角的睫状体带经由葡萄膜巩膜途径引流和通过虹膜表面隐窝吸收。一般情况下，房水的产生和排出保持着一种动态平衡。眼压升高会损害视神经，导致视神经萎缩、视野缺失、视力严重下降甚至失明，且一般是不可逆的。

二、眼压的正常值

1958 年，德国学者 Leydhecker 用 Schiotz 眼压计对 10 000 名年龄在 10~69 岁无眼科疾病的人进行眼压测量，首次得到正常人群的眼压分布情况。眼压在人群中呈近似遵循正态分布，曲线右偏。正常成年人群的平均眼压为 15~16mmHg（1mmHg=0.133kPa），标准差接近 3.0mmHg，眼压的统计学正常参考范围，即平均值 ± 两个标准差，为 10~21mmHg。

眼压水平是青光眼发生和发展的主要危险因素，据统计，眼压 ≥ 26mmHg 人群患青光眼的风险较眼压在正常范围内的人群高 12 倍,但不应该单纯用测定的眼压值来判断健康和患病。眼压波动曾被认为是青光眼进展的危险因素之一。正常眼压在 24 小时中存在波动,有研究显示 75% 的正常人(习惯体位下测量)昼夜眼压波动幅度大于 5.5mmHg,95% 小于 11.5mmHg。

三、24h 眼压

眼压具有昼夜波动性和节律性,对于基于单次眼压测量结果诊断原发性开角型青光眼(primary open angle glaucoma,POAG)的患者,推荐行 24h 眼压测量;对于日间测量眼压不高但存在青光眼性视神经损伤或进展的患者,推荐测量 24h 眼压[1]。

在原发性开角型青光眼中,早期的眼压并不稳定,大多在夜间的某个时间点眼压升高,随着病情的进展才逐渐发展为持续性高眼压或发现持续的视神经损伤和视野损害。所以,24h 眼压监测对于掌握眼压的变化情况是十分重要的,为青光眼的诊断和治疗提供了依据。这种监测方法能全面地了解眼压状况,根据眼压峰值和波动幅度制订个性化的降眼压方案,确定安全的"目标眼压",从而实现 24h 有效的眼压控制,阻止视功能的进一步恶化。

传统的 24h 眼压监测方法昼夜均采取坐位的姿势,然而,人体的生理体位日间多保持直立位,夜间平卧位。研究表明,平卧位下眼压较坐位升高 2~3mmHg,平卧位与坐位之间的眼压变化与青光眼视野损害及进展相关。因此,对于以往"眼压控制良好",但病情持续进展,特别是部分正常眼压性青光眼(normal tension glaucoma,NTG)患者来说,昼夜的不同体位引起的眼压较大波动值得关注,从而提出了习惯性体位眼压测量的概念,即日间坐位测量,夜间平卧位测量。

（一）监测的条件及准备工作

1. 体位与光照

（1）传统方法 24h 眼压监测：昼夜均坐位；昼夜均明光（500~1000 lux）。

（2）习惯性体位 24h 眼压监测：日间坐位，夜间平卧位；日间明光（500~1000 lux）；夜间平卧应用微弱的灯光（<10 lux）[2]。

2. 时间

（1）传统方法 24h 眼压监测：2008 年青光眼共识提出 24h 眼压至少测量六次，考虑到夜间眼压的测量需求及目前临床实施办法，可考虑测量时间为"2：00、5：00、7：00、10：00、14：00、18：00、22：00"或"2：00、6：00、8：00、10：00、14：00、18：00、22：00"。

（2）习惯性体位 24h 眼压监测：根据在国际学术期刊上广泛采用的习惯体位测量时间点，建议每 2h 监测一次眼压，可考虑测量时间为"1：30、3：30、5：30、7：30、9：30、11：30、13：30、15：30、17：30、19：30、21：30、23：30"。

3. 眼压计

（1）眼压计类型：

传统方法 24h 眼压监测：推荐使用"金标准"Goldmann 压平眼压计。

习惯性体位 24h 眼压监测：根据夜间测量体位要求，角膜损伤发生率最小化的要求，推荐使用电子压平眼压计（Tonopen/Accupen，Mackay–Marg 压平眼压计）[2]。

（2）眼压计矫正：对于传统方法眼压监测，若使用推荐眼压计之外的设备，建议首次测量时的眼压与 Goldmann 眼压计测量出的眼压结果进行比对，测量差值作为其余时间点测量结果的参考；对于习惯体位眼压监测，若使用推荐之外的设备，建议首次测量时分别在坐位和平卧位与此类型眼压计进行比对，测量差值作为相同体位下其余时间点测量结果的参考[2]。

4. 测量前准备

（1）传统方法 24h 眼压监测：根据眼压监测的现行实施情况，传统方法下不强调受检者测量前的准备工作，但建议完成中央角膜厚度（central corneal thickness，CCT）测量。

（2）习惯性体位 24h 眼压监测：该监测方案强调能够反映出接近人体生理节律的眼压波动情况，对测量前受检者的准备工作要求较为严格，需预先调整生物钟，以及排除影响眼压波动的主观因素。测量前 1 周，受检者每天保持 8h 的关灯卧床睡眠时间。测量前一天开始，受检者不能食用影响眼压的食物（禁饮酒、咖啡），完成中央角膜厚度的测量和记录。测量当日，受检者可以正常进食和饮水，但每次饮水避免在测量前半小时内，每次饮水量不得超过 500ml，以避免影响检测结果。对于需要了解治疗前基线眼压的受检者，须经过降眼压药物的洗脱期；对于需要了解降眼压药物治疗期间眼压波动的受检者，要求受检者保持平时用药种类与频次，记录测量前 2 周内的用药情况[2]。

（二）眼压监测

所有眼压测量均由同一人进行。每个时间点测量两次，若相差大于 2mmHg，进行第 3 次测量，取相近的两次求平均值。若无法由同一人完成，可安排搭配组合，但是必须同时接受技能培训，并共同完成 10 例以上的临床 24h 眼压监测的配合，对比检查结果，保证误差小于正常误差范围。所有眼压测量应用同一个设备[2]。

（三）24h 眼压监测报告单

建议填写患者的基本信息，包括初步诊断和目前治疗情况，选择相应的眼压监测方法，若采用习惯体位测量，应注明夜间平卧位的时间。

四、影响测量眼压数值的因素

眼压测量数值受多方面因素影响，包括角膜的生物力学特性，如厚度和弹性、严重的角膜散光、角膜水肿及角膜斑翳等均会影响眼压测量的数值。角膜中央薄，上皮水肿，泪膜过厚，角膜屈光手术后等都会引起眼压测量值偏低；而角膜中央厚，泪膜薄等会引起眼压测量值偏高。因此，对高眼压症、正常眼压性青光眼、高度近视眼或准分子激光角膜屈光手术后拟诊断 POAG 的患者，均应测量中央角膜厚度[1]。除此之外，体位改变、腹压增高、紧张用力、挤压眼睑、眼外肌收缩、眼球壁硬度、全身麻醉及使用不同的眼压计均可能影响眼压测量结果。除了三氯乙烯和氯胺酮会引起眼压升高，通常全身麻醉时眼压下降。

五、目标眼压的制定

目标眼压也称为靶眼压，是控制眼压范围的上限，该眼压范围能够将青光眼病变发展速度降至最低，并在患者预期寿命内维持与视觉相关的生活质量。当发现青光眼病情进展或眼部、全身的伴随疾病有所进展时，都应将目标眼压重新评定。每例患者的每只眼应单独进行目标眼压评估。

制定目标眼压时应考虑的因素[1]如下。

（1）治疗前的眼压（基线眼压）：治疗前的眼压越低，设定的目标眼压越低。

（2）青光眼的严重程度及分期：诊断时病理性高眼压导致视神经损害越重，设定的目标眼压越低。

（3）随访中青光眼的进展速度：进展较快的患眼，目标眼压应设定更低。

（4）现有年龄和预期寿命：年轻患者设定的目标眼压应

更低。

（5）是否存在其他危险因素，如青光眼家族史、中央角膜厚度异常、剥脱综合征、糖尿病、视盘出血、眼部血流和（或）眼部灌注压异常等。

（6）患者的视觉要求，治疗的不良反应和风险[3]。

建议对于新确诊的青光眼患者，目标眼压由疾病严重程度和基线眼压决定，如早期青光眼，目标眼压应低于 21mmHg 且至少降低 20%；而中期青光眼的目标眼压应降至 18 mmHg 以下，降低幅度至少 30%；对于晚期青光眼，目标眼压可能需要更低。最初根据病情确定目标眼压，之后需根据随访中青光眼的进展速度、是否出现其他危险因素、患者预期寿命、治疗负担和患者意愿等因素进行不断调整。

六、眼压的检查方法

眼压测量（tonometry）方法包括指测法和眼压计测量法。大多数眼压计测量的原理，是通过施加于角膜上的外力使角膜变平或者下陷，根据变平或下陷的程度与眼压的定量关系，换算出被测眼的眼压值（动态轮廓眼压测定法除外）。

（一）指测法（digital tonometry）

指测法是一种最简单的定性估计眼压的方法，需要一定的临床实践经验。本法只能粗略地了解眼压。压迫眼球时，动作要轻柔，不可用力过大。双手食指放于上眼睑皮肤面。当一手指轻压眼球时，另一手指感触眼球波动感。根据指尖感觉到的波动感，估计眼压的高低（图 1-2-1）。

眼压正常时记录为 Tn，以 T+1、T+2 和 T+3 表示不同程度的眼压升高，以 T+3 为最高；以 T-1、T-2 和 T-3 表示不同程度的眼压降低，以 T-3 为最低。通常以唇、鼻尖、额头的硬度分别来衡量眼压低于正常范围、眼压正常、眼压高于正常范围。

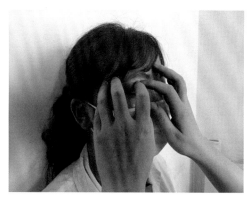

图 1-2-1　指测法测量眼压

（二）眼压计测量法

眼压计分为接触式和非接触式眼压计两类。接触式眼压计主要分为压陷式和压平式眼压计两类。压陷式眼压计是用一定重量的眼压测量砝码使角膜压成凹陷，在眼压计重量不变的条件下，压陷越深其眼压越低，其测量值受眼球壁硬度影响。Schiotz眼压计（Schiotz tonometer）是此类的代表。压平式眼压计是指用一定力量将角膜凸面压平而不下陷，眼球容积改变很小，因此受眼球壁硬度的影响小。根据角膜压平的面积或压力大小又可分为两种：一种为固定压平面积，看压平该面积所需力的大小，所需力小者眼压亦低，如 Goldmann 压平眼压计（Goldmann applanation tonometer）；另一种为固定压力（眼压计重量不变）看压平面积，压平面积越大眼压越低，如 Maklakov 压平式眼压计。

1. Schiotz 压陷式眼压计

1905 年由 Schiotz 发明，是一款手持设备，它由一个金属指针、脚板、活动压针、刻度尺、持柄和砝码组成（图 1-2-2），活动压针和指针砝码分别为 5.5g、7.5g、10g 和 15g。此检查为接触性检查，根据角膜下陷的深度间接反映眼压，测量值受眼球壁硬度影响。当眼球壁硬度较高（如高度远视、长期存在青光眼）时测量的眼压值偏高；当眼球壁硬度较低（如高度近视、视网膜脱离手术后）时测量的眼压值偏低。用两个不同重量的砝码测量后查表校正可消除眼球壁硬度造成的误差。

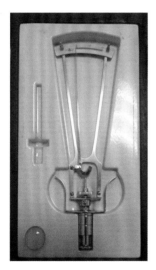

图 1-2-2　Schiotz 压陷式眼压计

2. Goldmann 压平眼压计

1948 年由 Goldmann 设计，是目前国际较通用的眼压计，被认为是目前眼压测量的金标准。它附装在裂隙灯生物显微镜上，主要由测压头、测压装置和重力平衡杆组成（图 1-2-3），被检者坐位测量。当角膜被压平面直径达 3.06mm（面积 7.35mm^2）时，通过裂隙灯显微镜看到的两个半圆环的内缘正好相切（图 1-2-4），刻度壁上所显示的压力数值乘以 10 即为测量眼压的毫米汞柱值。中央角膜厚度会影响其测量的眼压数值。如中央角膜厚于 570 μm，眼压值会高估，中央角膜薄于 530 μm（包括激光屈光性角膜切除术后），眼压值会低估。眼球壁硬度和角膜弯曲度对测量结果影响甚小，是目前准确性较高的眼压计。

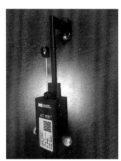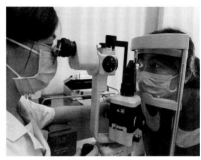

图 1-2-3　Goldmann 压平眼压计及使用方法

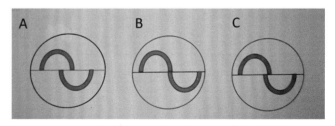

图 1-2-4　Goldmann 压平眼压计测量

(裂隙灯显微镜看到的两个半圆环示意图)

A. 施加压力过大，两个半圆环相交；B. 压力偏低；C. 压力适中，两个半圆环的内缘正好相切除附装在裂隙灯显微镜上的 Goldmann 压平眼压计外，还有手持式眼压计，如 Maklakov 压平式眼压计、Perkins 眼压计（图 1-2-5）、TonoPen 笔式眼压计。Perkins 眼压计检查方法同 Goldmann 压平眼压计操作常规，但检查时不需要裂隙灯显微镜，受检者取坐位、卧位均可。TonoPen 笔式眼压计的作用原理是通过测压头中的传感器将外力转换为波形，故测量时可不考虑角膜上皮的影响，测压头接触角膜的直径仅为 1.02 mm。该眼压计含微电脑分析系统，液晶显示器自动显示多次眼压测量值及其变异系数。

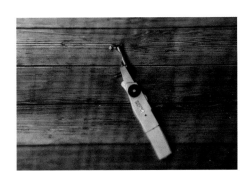

图 1-2-5 Perkins 手持压平眼压计

3. 非接触眼压计（noncontact tonometer，NCT）

非接触眼压计原理是利用可控的空气气流快速使角膜中央压平并同时向角膜发出定向光束，其反射光束被光电池接受。当角膜中央压平区达 3.06mm 直径时，反射光到达光电池的量最大，此时的气流压力即为所测的眼压。借助微电脑感受角膜表面反射的光线和压平此面积所需要的时间计算出眼压（图 1-2-6）。主要优点是快速检测、非接触且无须表面麻醉，避免了交叉感染的可能，但测量结果的准确性受中央角膜厚度影响较大，不推荐使用基于 CCT 的眼压校正算法排除测量误差，推荐受检眼多次测量后取平均值，其眼压检测范围在 60mmHg 内。

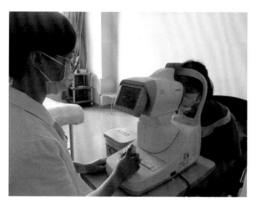

图 1-2-6   非接触眼压计

4. 回弹式眼压计（rebound tonometer，RT）

iCare 回弹式眼压计为手持式眼压计，起初应用于动物研究，现临床上应用于人眼。该装置由同轴的两个磁性系统驱使一支长约 50mm、直径约 1.0~1.4mm 的不锈钢探针在 4~8mm 的距离快速撞击角膜，回弹的探针诱发螺旋管产生电压差并转化为数字信号（图 1-2-7）。由于速度快，不会引起患者的角膜反射，患者几乎感觉不到测量，检查时无需表面麻醉。由于接触面积小，iCare 可用于角膜病和角膜表面不规则的受检者[4]。由于 iCare 使用一次性探头，可以降低交叉感染的风险。学龄期儿童能较好地耐受 RT 检查，而且有报道称 RT 在角膜中央位置测量与周边位置的结果呈高度相关，这使得 RT 可以用于配合较差的儿童，同时适合无法在裂隙灯下保持体位的患者。

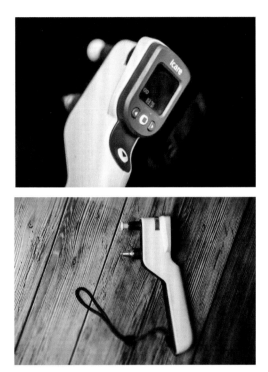

图 1-2-7　iCare 回弹式眼压计

iCare 回弹式眼压计与非接触眼压计测量的数值几乎相等。Chui 等[5]的研究表明，在高眼压情况下 RT 测量值比 Goldmann 压平眼压计高，在低眼压情况下 RT 测量值比 Goldmann 压平眼压计低，故临床上仍不能取代 Goldmann 压平眼压计。

总之，iCare 回弹式眼压计是一种操作简单、无需表面麻醉的手持式眼压测量仪，与 Goldmann 眼压计在一定程度上具有良好的相关性,可能不受 CCT 影响,用于临床筛查,对于配合度较差或角膜有病变的患者有其独特的优势,但目前其准确性以及某些情况下是否会高估眼压尚有待进一步研究[6]。

目前还有一些新型的眼压测量装置,如动态轮廓眼压检查、眼反应分析仪(图 1-2-8)、压眼闪光眼压计等,其检测原理、适用人群、优缺点各异,其测量准确性、影响因素及与 Goldmann 压平眼压计测量结果的相关性仍需进一步研究,尚不能代替 Goldmann 压平眼压计。

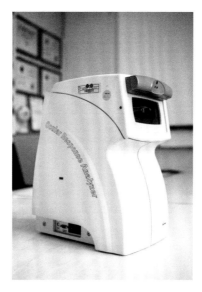

图 1-2-8　眼反应分析仪

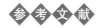

［1］中华医学会眼科学分会青光眼学组,中国医师协会眼科医师分会青光眼学组.中国青光眼指南(2020年)［J］.中华眼科杂志,2020,56(8):573-586.

［2］北京医学会眼科学分会.关于24小时眼压监测规范的探讨［J］.中华眼科杂志,2014,50(5):384-385.

［3］中华医学会眼科学分会青光眼学组.我国原发性青光眼诊断和治疗专家共识(2014年)［J］.中华眼科杂志,2014,50(5):382-383.

［4］Moreno-Montanes J,Garcia N,Fernandez-Hortelano A,et al.Rebound tonometer compared with Goldmann tonometer in normal and pathologic corneas［J］.Cornea,2007,26(4):427-430.

［5］Chui WS,Lam A,Chen D,et al.The influence of corneal properties on rebound tonometry［J］.Ophthalmology,2008,115(1):80-84.

［6］黄育强,张铭志.眼压测量仪器新进展［J］.国际眼科纵览,2010,34(3):181-184.

(张海霞 姚宝群)

第三节　眼底检查和眼底照相

　　青光眼是不可逆的致盲性眼病,特征性视神经损害和视网膜神经纤维层缺损是疾病的重要体征,研究表明青光眼患者视神经损害早于视野损害,因此熟练掌握视神经乳头(optic nerve head,ONH)和视网膜神经纤维层(retinal nerve fiber layer,RNFL)的正常解剖及其病理变化,对于青光眼早期诊断、病情进展检测及视功能保护有重要意义[1-3]。

　　青光眼视乳头和视网膜神经纤维层检查可通过直接或间接检眼镜检查、普通眼底照相、无赤光眼底照相、青光眼视盘立体照相图像、光学相干断层扫描(optical coherence tomography,OCT)等技术进行检查[3],检查包括以下内容。

　　一、正常视神经乳头(视乳头)及视网膜神经纤维层

　　视乳头直径在人群中差异很大,平均垂直径约1.9mm,以竖椭圆形(图1-3-1)或圆形多见,约10%为横椭圆形(图1-3-2)。视杯是视乳头表面的生理凹陷,其形成与视网膜神经纤维不能完全填充巩膜管后孔有关,视杯大小与颜色变浅区域并不一致,应以小血管走行方向的改变确定边界。盘沿为视杯边界到视乳头边界,呈橘红色,包括视网膜神经纤维、毛细血管。正常视杯生理凹陷大小对称,盘沿宽窄均等。

　　视网膜神经纤维呈现银色条纹状或羽毛状,在距离视乳头约两个视乳头直径处开始变薄。在非青光眼眼底中有时也可以看到缝隙状或纺锤状RNFL缺损,但一般要窄于视网膜血管。

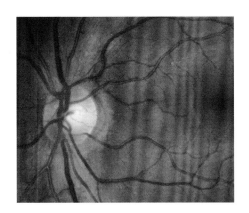

图 1-3-1　正常竖椭圆形视神经乳头

左眼视神经乳头呈竖椭圆形，杯/盘比约 0.4，视杯
及血管位于视神经乳头中央，盘沿宽度均匀

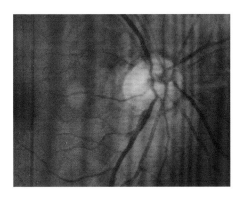

图 1-3-2　正常横椭圆形视神经乳头

右眼视神经乳头呈横椭圆形，杯/盘比约 0.5，视杯
横椭圆形位于视神经乳头中央，盘沿宽度均匀

二、杯盘比

正常人群杯盘比（C/D）的分布为非正态分布，其高峰在小 C/D 侧。85% 的正常眼 C/D < 0.4，大的 C/D 也可以是生理性的，称为生理性大视杯。因此临床上不能单纯根据 C/D 诊断青光眼。垂直杯盘比是常用的青光眼损伤标志。正常双眼视杯大小一般是对称的，如果双眼视杯不对称、C/D 差值 ≥ 0.2 或 C/D 进行性扩大提示有青光眼损伤可能。

三、盘沿和 ISNT 法则（inferior–superior–nasal–temporal）

杯盘比值大是青光眼的重要体征，但视杯扩大不是早期青光眼体征，青光眼发展到一定程度才会出现视杯扩大。盘沿是早期青光眼的敏感指标，正常情况下盘沿宽度呈现一定规律，下方（Inferior）最宽，其次是上方（Superior）、鼻侧（Nasal），最后是颞侧（Temporal），即 ISNT 法则。临床上可以把鼻侧盘沿宽度作为自身标准，鼻侧盘沿向下 / 上逐渐变宽，为生理性；鼻侧盘沿向下 / 上逐渐变窄，为病理性[3]。盘沿的进行性变窄是青光眼的重要特征。除了眼底照相，还可以通过 OCT 直观、定量评估各方位盘沿及相应 RNFL 厚度，并监测其进展，为青光眼诊断、治疗提供参考。

四、视网膜神经纤维层缺损

表现为与视乳头边界相连的束状或片状暗区，宽于视网膜血管。最早出现在颞下象限（图 1-3-3），其次颞上象限。可早于或合并视乳头改变如盘沿切迹、视杯扩大、视乳头出血等。早期为缝隙性缺损，进一步发展为楔形缺损，晚期呈现弥漫性萎缩。无赤光眼底照相有利于观察视网膜浅层结构，更利于发现和评价青光眼视网膜神经纤维层的缺失（图 1-3-4）。

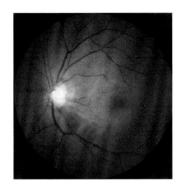

图 1-3-3　视网膜神经纤维层束状缺损

左眼视杯扩大，颞下与视盘相连束形视网膜神经纤维层缺损暗区

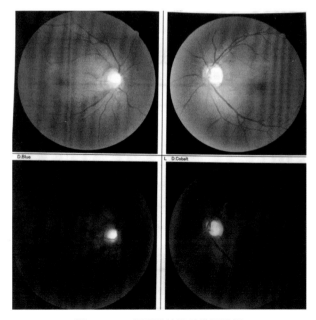

图 1-3-4　视网膜神经纤维层缺损

双眼视杯扩大，右眼颞下盘沿变窄，与视盘相连束形暗区，在无赤光眼底照片尤为明显，提示视网膜神经纤维层缺损

五、视杯扩大

青光眼的特征之一是视杯扩大（图1-3-5）。可以有几种形式：①局限性扩大，通常发生在上、下方，以颞下多见；②同心性普遍性扩大，提示青光眼视神经损害进行性发展，晚期表现为盘沿完全消失，视杯到达视乳头边缘，颜色苍白；③视杯凹陷加深，暴露筛板。双眼视杯扩大不对称也是青光眼的特征。

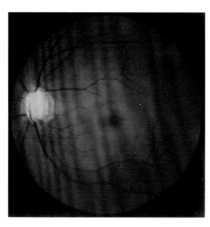

图1-3-5　视杯不均匀扩大

右眼视杯竖椭圆形扩大，颞下盘沿明显变窄伴视网膜神经纤维层束形缺损

六、视乳头血管

视杯扩大凹陷加深时，盘沿组织缩窄对视网膜血管位置产生影响；血管沿视杯边缘屈膝爬行，也称"刺刀征"（图1-3-6）。

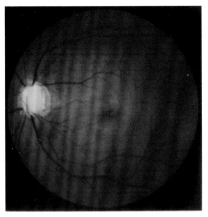

图 1-3-6 颞下视乳头血管"刺刀征"

左眼视杯竖椭圆形扩大,颞下盘沿变窄,颞下血管屈膝爬行

七、视乳头出血

视乳头边缘火焰状或盘状出血,多位于视乳头表面神经纤维层(图 1-3-7)。多发生在视乳头上方或下方,约 70% 位于颞下方,常伴盘沿切迹、视网膜神经纤维层缺损、视野缺损。出血部位有再次出血可能。视乳头出血是青光眼进展的危险因素。

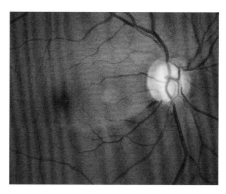

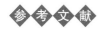

图 1-3-7　颞下视乳头旁出血

右眼视杯扩大，颞下盘沿缩窄，颞下视乳头旁片状出血，伴视网膜神经纤维层束形缺损。

八、视乳头旁萎缩弧

青光眼患者可出现视乳头周围色素上皮和脉络膜萎缩，形成环形晕轮，也称为青光眼晕。萎缩常出现在颞下，与盘沿丢失最明显的位置、视野缺损有关。

参考文献

［1］中国医师协会眼科医师分会青光眼学组．中国青光眼指南（2020）［J］.中华眼科杂志，2020，56（8）：573-586.

［2］中国医学会眼科分会青光眼学组．中国青光眼临床工作指南（2005）［J］.中华眼科杂志，2015，41（12）：1140-1143.

［3］EUROPEAN GLAUCOMA SOCIETY. European Glaucoma Society terminology and guidelines for glaucoma, 5th edition［J］.Br

J Ophthalmol, 2021, 105（Suppl 1）: 1-169.

　　[4]青光眼常用检查设备规范操作指南（2023）》专家组, 中国医药教育协会眼科影像与智能医疗分会.青光眼常用检查设备规范操作指南（2023）[J].眼科新进展, 2023, 43（5）: 337-345.

　　[5]徐亮.青光眼视神经损害的三要素及其盘沿丢失的识别[J].中华眼科杂志.2006, 42（3）: 196-198.

（田晓峰）

第四节　光学相干断层扫描（OCT）和光学相干断层扫描血管成像（OCTA）

一、光学相干断层扫描（OCT）检查

光学相干断层扫描（OCT）检查是20世纪90年代初期发展起来的一种新型非接触性无创光学影像诊断技术，是基于干涉量度学原理设计的常用成像技术。OCT历经多次迭代，从时域OCT到频谱域OCT，再到扫频OCT，近年来还出现自适应光学、可见光OCT和光学相干断层扫描血管成像（Optical Coherence Tomography Angiography，OCTA）。这些更新迭代不仅提高了OCT扫描的分辨率和速度，同时拓宽和丰富了OCT在青光眼诊断和检测的应用。

（一）检查原理及设备介绍

OCT检查的基本原理为投射光在不同组织层次反射的运行时间不同，通过Michelson干涉仪，选择性地接收和强化特定层次的反射光，比较反射光波与参考光波，测定反射延长时间和反射强度，经过计算机处理，以伪色形式显示视网膜断层结构影像纵，OCT图像分辨率可达$10\mu m$。

OCT设备主要结构包括眼底摄影机、监视器、低相干干涉仪、计算机图像处理显示系统、信号探测光源（超级发光二极管），以产生850nm红外低相干光。扫描方式有水平、垂直、环形、放射状以及不同角度的线性扫描，检查者可根据病变部位、性质以及检查目的选择合适的扫描方式。

（二）视盘和神经纤维厚度的检查方法[1,2]

在青光眼的诊断和评估中，OCT 技术可以用来定量测量视盘、视网膜神经纤维层和黄斑区神经节细胞复合体（ganglion cell complex，GCC）厚度等重要指标。这些结构的变化可以反映青光眼的病情进展，同时也可以帮助医生确定治疗方案的有效性和调整治疗方案。

检查方法：①受检者小瞳下暗室中进行检查。受试者面向眼底摄影机，检查者录入受检者基本信息后，指引受检者下颌置于下颌托内，调整坐姿舒适，固定头位平稳。②光线射入眼底，通过监视器定位，选择 Optic Disk Cube 模式，Macula Cube 扫描范围为 6mm×6mm。嘱受检者紧盯固视灯后开启扫描。

观察受检部位，照相记录，伪彩打印，直接判定（通过将这些测量值与已建立的规范数据库进行比较，OCT 仪器通常会提供三种可能结果："正常范围内""临界状态"和"超出正常范围"。医生可以确定结构处于正常或超出正常范围。从而提高对疾病发生发展的判定准确性，OCT 结果图中提供与受检者年龄相匹配的正常范围以及参照颜色。检查者可作为参考。如 OCT 仪器数据库中未提供未成年人、高度近视等特殊受检者的正常范围，医生应充分结合临床数据综合考虑受检者结果。

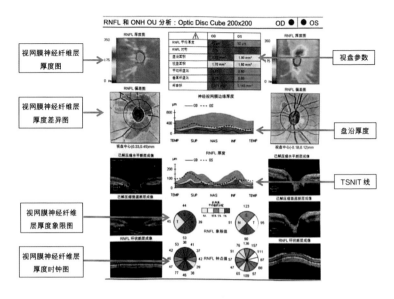

图 1-4-1　示青光眼视盘 OCT 结果

二、光学相干断层扫描血管成像（OCTA）

OCTA 血管成像系统是目前无创、不需要造影剂的眼底血管成像技术，作为一种新型无创快速的眼底血管分层检查工具，它能将视网膜、视神经等结构与其血液循环状况相结合，检测有关视网膜和脉络膜的血流信息，通过病灶及其周围微血管的异常形态以及相关参数的变化，从而评估疾病的发展转归，对于青光眼疾病的早期诊断和治疗评估具有重要的临床意义。

（一）OCTA 血管成像技术及其原理

目前市场上的 OCTA 方法主要分为全频幅、全频幅 + 相位、分频幅三种。大多数 OCTA 原理都是通过测量连续横断面扫描中反射 OCT 信号幅度的变化来探测血管腔中的血细胞运动。以

Optovue AngioVue 系统为例，运用的是分频幅去相关血管成像（SSADA）技术，该技术是在全频幅的基础上，将频幅分割为数段，从而增加对血流运动对比的识别能力，获得微血管影像。其新颖之处在于如何增强接收 OCT 信号的血流探测能力，并排除轴向整体运动引起的噪声。

（二）OCTA 血管成像的量化分析与模式选择[3]

1. 量化分析

（1）新生血管面积

此功能主要用于异常的新生血管面积测量。其方法为标定出需测量的病变区域，算法会自动提取范围内的血流信号并标识颜色。血流信号的面积直径自动计算后以平方毫米为单位进行表达。

（2）血流区面积

此功能主要用于视网膜无血流区的面积测量。其方法为点击画面中缺乏血流灌注的区域（黑色），软件会通过边界识别自动将黑色区域填充为其他颜色，并将该颜色区域面积总和以平方毫米为单位进行显示。

（3）血流密度

此功能提供区域内血流信号的面积与整体区域面积的占比，以百分比为单位表达。OCTA 的特点是探测移动的血细胞，所以血流密度测量可以很好地反映灌注与循环的状态，图 1-4-2 示视盘放射状浅层血管复合体象限图。

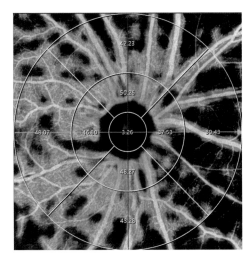

图 1-4-2　视盘放射状浅层血管复合体象限图

ONH Angio 6x6 ETDRS 环 4 个象限划分图

（4）黄斑中心凹无血管参数

扫描完成后可自动获得完整的黄斑中心凹无血管区（foveal avascular zone，FAZ）的参数分析，包括面积、周长、非圆指数（拱环轮廓规则度，数值 1 为标准圆，越大越不规则）和 FD-300（拱环外 300μm 同心环内的血流密度），均是基于全层视网膜血管的测量结果。

2. 模式选择

（1）拼图

目前市面上 OCTA 可支持的扫描范围有视网膜 3mm×3mm、6mm×6mm 扫描，视盘 4.5mm×4.5mm、6mm×6mm 以及更大扫描范围。通过自动拼图功能可以获得更大范围的 OCTA 图像。目前一个 HD 6mm×6mm 高清视网膜扫描以及 HD 6mm×6mm

高清视盘扫描即可以完成视盘及黄斑区图像的自动拼接,同时支持手工位置修正。

(2)多彩透视

有时为了在一张图上显示尽可能多不同层面的血管网,或为了了解病灶所在的分层面,可应用此功能。

(3)随访报告

多次随访模式可在同一页面中同时提供多次扫描的报告结果对比,在同一分层面上同一扫描经线的对比,同时支持血流密度变化及 FAZ 参数变化的比较,对临床随访及评估疾病转归变化有着重要的参考作用。

(4)趋势分析报告

多次趋势分析模式在同一眼至少三次相同检查时可以使用,系统可以根据扫描结果自动评估比较整体变化趋势情况,以量化图、折线图及图表的形式呈现分析结果,同时可进行双眼的对比。但趋势值则需要至少 5 次检查结果以排除测量偏差的影响。

(三)OCTA 检查方法

OCTA 检查时准备工作与 OCT 检查相似,扫描前选择血流成像程序,视盘黄斑根据需要的图像范围选择合适的扫描范围。图像质量评判标准为黄斑或视盘位置居中,图像血管无错位、未见明显伪影。OCTA 图像的判定需经分层处理和系统区域分割后再借助 ImageJ 处理,以黑白二值化模式保存,计算血管密度。

(四)青光眼 OCTA 特征及阅片要点[3]

随着青光眼病程发展,视盘内及盘周毛细血管血流速度逐渐减慢乃至无灌注,OCTA 能够有效监测青光眼的视网膜血管微循环变化并有较高的敏感性,有些患眼即使尚未出现视野缺损,但 OCTA 却能敏感捕捉到视盘内或盘周血流密度的降低,提示可能已发生视神经损害。因此对于视野前期青光眼或疑似青光眼的患者,除了其他多模式检查方法,还应重视结合OCTA的检查及随访。观察层面的重点以视盘周围放射状毛细血管(radial peripapillary capillary,RPC)为主,图1-4-3示视盘旁各象限RNFL厚度扫描图像。

(1)注意观察默认模式下对视盘边界定位的准确性,有时默认的边界会把近视弧等包括其中,从而影响量化分析结果。如果发现定位的错误,应重新手工修正视盘边界后再开始阅片。

(2)理解Angio Disc模式及视神经乳头ONH模式对视盘及视杯边界的定义以及RNFL厚度值的计算获取方法的差别。两种模式对视盘边界的定义相同,但对视杯边界的定义不同。Angio Disc模式看到的视杯数值普遍比ONH模式的要小。两种模式获得的RNFL厚度结果也不相同,但准确度是相同的。对青光眼患者而言,更侧重的应是随访前后量化参数的变化。

(3)血流图应注意视盘盘内及盘周毛细血管分布情况,观察毛细血管有无局部的稀疏与缺失。

(4)视盘以及盘周的量化血流密度是评价青光眼、视神经以及各种与视盘灌注相关疾病甚至中枢系统疾病的重要工具。视盘血流采集模式是依据视盘特殊形态,采用特殊分区方法匹配神经纤维走行,对视盘分区和分层测量,获得同步的血流和结构信息(血流密度、杯盘比、RNFL厚度等)。在观察血流图同时,应将神经纤维层厚度图和RPC血流密度相结合观察,获得更多有效信息。

(5)OCTA的检查结果与视野、RNFL及GCC厚度等均有着高度一致性和相关性,对青光眼的诊断及监测随访有着重要的作用,应注意将多种报告相结合观察。

(6)青光眼高眼压患眼在经过治疗眼压降低后,或患眼眼压大幅度波动后,应注意观察视盘环乳头区毛细血管灌注变化。

（7）注意青光眼患眼的随访比较，了解治疗效果及疾病变化，同时应注意对侧眼的观察评估。

（8）注意观察黄斑区视网膜血流变化，与近视盘处 GCC 厚度一样，随着视神经血流变化也有对应性的改变。

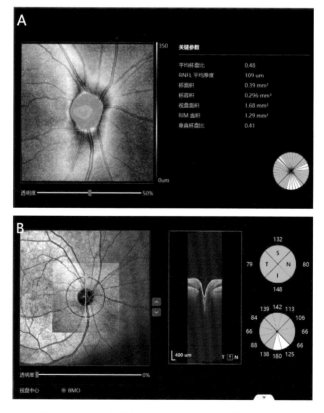

图 1-4-3　视盘旁各象限 RNFL 厚度扫描图像示例

A：视盘关键参数图 B 视盘旁神经纤维层 4 个象限划分图

（五）OCTA 图像质量判读及局限性

高质量的 OCTA 对于临床诊断有着重要意义。在相同的扫描眼及相同尺寸下，可以通过信噪比、运动伪迹（错位或细线）、血管连续性（显示性）、断层与分层的准确性几个方面去判断。

OCTA 局限性主要包括：①无法提供动态图像；②无法观察荧光改变；③伪射投影；⑤屈光间质影响。

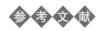

参 考 文 献

[1]中华医学会眼科学分会青光眼学组，中国医师协会眼科医师分会青光眼专业委员会.《中国青光眼指南》.2022.

[2]欧洲青光眼学会.青光眼相关概念及临床指南（第 5 版）.2022

[3]蒋沁，姚进.OCT 血供成像图谱 - 影像分析与解读，第一版第一次印刷，人民卫生出版社，2020.

（刘爱华）

第五节 视野检查

一、计算机自动视野和手动动态视野检测

视野检测在青光眼筛查、诊断及后续治疗中都发挥着不可替代的作用。计算机自动视野检测具有主观性小、稳定、重复性好等优点。数字化的结果以及其他辅助工具的使用，使其更容易对比并进行统计学分析。而手动动态视野不易于发现等视线间小的缺损，所以不适用于早期青光眼诊断。手动动态视野检测则更多用于患者无法配合计算机自动视野检测的情况。

因此，静态计算机自动阈值视野检测是目前青光眼诊治过程中不可或缺的检查项目之一。

二、标准自动视野检测

越来越成熟的计算机自动视野检测技术趋于统一和标准化，静态计算机自动视野检测又被称为标准自动视野检测（standard automated perimetry，SAP）被更多的人接受并采用。SAP 是对中心视野所进行的静态阈值检测，采用白色光标反复呈现在较暗的白色背景中进行检测。

（一）检测模式和程序

不同的视野计往往采用不同的检测模式和程序计算估计视野阈值敏感度。以 Humphrey 视野计为例，检测模式：Humphrey 视野计常用模式包括标准 SITA 模式和快速 SITA 模式。快速 SITA 模式时间短但检测结果可能不稳定。检测程序：Humphrey 视野计 30-2 程序模式是对中心 30° 视野内均匀分布的 76 点进行阈值检测；24-2 程序模式是对中心 24° 视野范围内（鼻侧仍

是 30° ）均匀分布的 54 个位点进行阈值检测。尽管 24-2 程序模式检测范围和点数均小于 30-2 程序模式，但这些点主要分布在外围，所以与 30-2 程序模式相比，仅仅遗漏了小部分信息，但却节省了时间。

在充分了解 SAP 之后，选择适合患者的检测模式和程序尤为重要。患者需要自始至终选择同一检测模式和程序，以便前后对比以定量监控病情进展。

（二）非常规视野检测法

其他视野检测方法采用了与 SAP 不同的视标和背景颜色。例如短波长自动视野检测（short wave length automated perimetry，SWAP）、倍频视野计（frequency doubling technology，FDT）、海德堡边缘视野检测（heidelberg edge perimetry，HEP）、高通分辨率视野检测（high-pass resolution perimetry，HRP）、闪烁视野检测（flicker perimetry）、蓝/黄视野检测（blue-on-yellow perimetry，B/YP）。目前青光眼诊疗中并不常用以上方法。

（三）检测报告解读（Humphrey 视野为例）（图 1-5-1）[1]

1. 数字阈值图

显示了每一个检测点的实际检测数值。

2. 灰度图/彩图

灰度图是数字阈值图的图形表达。能给医生直观易懂印象，尤其是中重度视野缺损的患者。

3. 总体偏差图和总体偏差概率图

检测点矫正了年龄之后，与同年龄正常均值相比出现数值偏差，并以概率的形式表示，各检测点视网膜光敏度数值偏差是否具有统计学意义。

4. 模式偏差图和模式偏差概率图

排除影响光敏度因素（白内障、小瞳孔）之后，各检测点与同年龄正常人均值出现的阈值偏差，并以概率图显示，各检测点视网膜光敏度数值偏差是否具有统计学意义。

5. 可靠性指标

自动视野计的检查一般有假阳性错误、假阴性错误、固视丢失 3 种"捕捉试验"来评价结果的可靠程度。当视野计未呈现光标但被检者有反应时记录为假阳性；当视野计在某些已证实为可见点部位呈现刺激强度更大的光标但被检者无反应时记录为假阴性。一般假阳性率和假阴性率数值在 5% 左右，若二者超过20%，说明结果不可靠。在检查过程中，视野计不时以高强度光标刺激生理盲点，以检测受检眼的固视情况（生理盲点监测法）。若光标呈现在生理盲点时被检者有反应，记录一次固视丢失，固视丢失率高表明受检眼固视差，结果不可靠。

6. 视野指数

视野指数（visual field index，VFI）是 Humphrey 视野中通过简单的数字总结描述视野结果，通过百分比反应总体视功能，VFI 受弥漫性光敏感度下降的干扰更小一些。

7. 平均偏差

平均偏差（mean deviation，MD）表示被检眼平均光敏感度与同年龄正常人平均光敏感度的差值的算平均值。

8. 模式标准差

模式标准差（pattern standard deviation，PSD）表示滤过那些由屈光间质浑浊引起的光敏度下降，反映了局部视野缺损。

9. 青光眼半视野检测

青光眼半视野检测（Glaucoma Hemifield Test，GHT）是 Humphrey 视野报告中特有的组成部分，通过上半视野或下半视野中出现的局限性缺损与对侧半视野中镜像区域内的缺损对比、计算得出，在青光眼诊断中具有较高的敏感性和特异性。GHT

的结果通常以"正常范围内""边界"和"正常范围外"三种结论显示。当报告显示为"正常范围外"时，提示青光眼的存在。

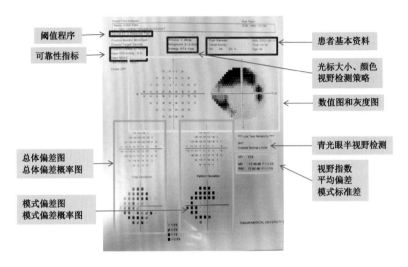

阈值程序

可靠性指标

总体偏差图
总体偏差概率图

模式偏差图
模式偏差概率图

患者基本资料

光标大小、颜色
视野检测策略

数值图和灰度图

青光眼半视野检测

视野指数
平均偏差
模式标准差

图 1-5-1　Humphrey 视野报告解读

（四）初次视野检查结果流程解读（图 1-5-2）^[2]

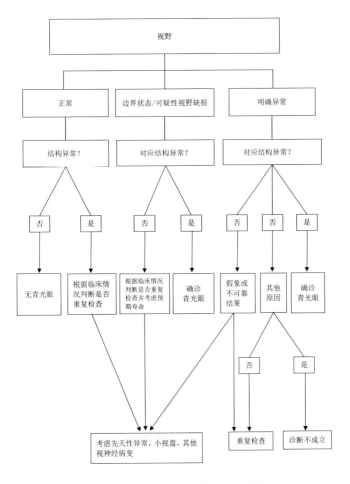

图 1-5-2　初次视野检查结果流程

（五）初始视野异常诊断流程（图 1-5-3）[3]

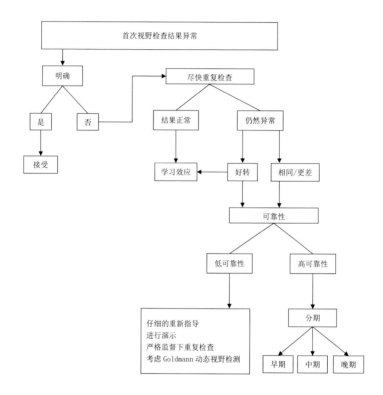

图 1-5-3 初始视野异常诊断

（六）视野进展[1,2]

治疗后随访过程中的视野进展与进展速率对于青光眼的下一步治疗至关重要。通常需要进行两次以上的相同程序视野检测才能对比初次视野结果找到进展。计算机辅助分析视野进展有两种策略。

1. 事件分析

青光眼改变概率图是通过与两次以上基线视野检查对比得出的概率图。通常的做法是,所有超过预期检查与再检查之间变异的位点被标记出来,如果第二次视野 3 个以上位点出现标记,界定为"可疑进展";如果在连续 3 次视野中被标记,则很可能为"进展"。

2. 趋势分析

青光眼进展速率是视野缺损进展的速度,它的计算是通过一段时间内若干次视野检查中 MD 值,以及最近新加的 VFI 做线性回归分析所得。用 MD 值时,进展速率为 dB/ 年,如果用 VFI 来计算,则单位用 %/ 年。趋势分析结果在 Humphrey 视野是通过对 MD 和 VFI 做线性回归分析得出。

(七)视野检查次数

现有单次视野结果对比,以及视野趋势分析至少需要五次以上视野检查。但个别病例,可能在此之前即可发现有进展。

要确定视野进展速率,通常需要较长时间(即 2 年以上)和多次视野检查。在早期患者中发现那些视野进展较快的患眼非常重要,他们可能需要进一步治疗。对于刚刚诊断的青光眼患者,理想情况是前两年内每年至少做三次视野。

(八)视野缺损分期[1,2]

临床中对青光眼进行分期时,主要以视野缺损程度作为参考和依据。

(1)青光眼早期视野缺损　|MD| ≤ 6dB

(2)青光眼中期视野缺损　6dB < |MD| ≤ 12dB

(3)青光眼晚期视野缺损　|MD| > 12dB

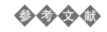

［1］中华医学会眼科学分会青光眼学组，中国医师协会眼科医师分会青光眼专业委员会.《中国青光眼指南》.2022.

［2］欧洲青光眼学会.青光眼相关概念及临床指南（第5版）.2022.

（刘爱华）

第六节　超声生物显微镜检查（UBM）

超声生物显微镜（ultrasound biomicroscopy，UBM）是 20 世纪 90 年代发展起来的一种无创伤性眼用超高频（50~100MHz）超声图像诊断系统。UBM 目前是临床上非常重要的眼前节影像检查手段，可以全面检查眼前节各部位，清晰地显示眼前节组织的内部结构并可以进行精确测量，其独有优势是可以看到虹膜后面的结构以及后房、晶状体悬韧带、睫状体等。在临床上可以作为房角镜检查的补充，对青光眼等眼病诊断、发病机制的探讨具有较高应用价值[1-3]。

UBM 在青光眼诊断和研究中的应用包括以下内容。

一、眼前节生物学测量和测算

临床常用的测量参数包括中央前房深度、虹膜厚度、房角开放距离（AOD500）等参数。UBM 可直观地选取瞳孔直径最大的切面作为测量图，测量时更接近瞳孔中心，中央前房深度测量更准确（图 1-6-1）。AOD500 是以巩膜突为圆心，以 $500\mu m$ 为半径画圆，该圆与角膜内皮以及虹膜前表面交点之间的距离。UBM 可以测量的参数还包括小梁 – 睫状突距离（TCPD），即自巩膜突前 $500\mu m$ 处做垂直于虹膜的直线，与睫状突相交点与该点之间的直线距离；巩膜 – 睫状突夹角（SCPA）即巩膜外表面与睫状突长轴之间的夹角。

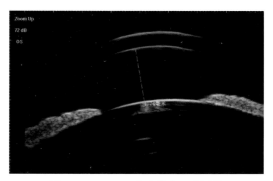

图 1-6-1　UBM 中央前房深度测量

二、在原发性闭角型青光眼诊断和研究中的应用

（一）单纯性瞳孔阻滞型 UBM 表现

瞳孔缘相对位置靠前，前房浅，周边虹膜不同程度地膨隆，晶状体位置前移并与瞳孔缘接触紧密，由于膨隆的周边虹膜导致房角狭窄甚至房角关闭（图 1-6-2）。

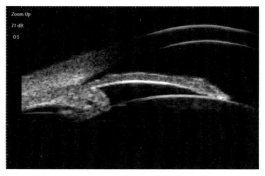

图 1-6-2　单纯性瞳孔阻滞型 UBM 表现

瞳孔缘相对位置靠前，前房浅，虹膜膨隆，房角狭窄甚至关闭

（二）单纯性非瞳孔阻滞 UBM 表现

此类患者瞳孔缘相对位置靠后，接近或到达虹膜根部附着点水平。周边虹膜平坦，无虹膜膨隆征象，但在房角入口狭窄或关闭。包括虹膜高褶型（图 1-6-3）和睫状体前位型（图 1-6-4）。但在临床实践中以上几种机制共存是很常见的[3]。

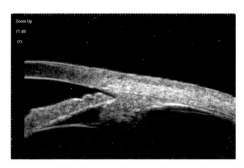

图 1-6-3　虹膜高褶型 UBM 表现

虹膜平坦，周边虹膜肥厚，在房角入口处周边虹膜屈膝样转折，房角狭窄或关闭；睫状突无前旋，虹膜无膨隆

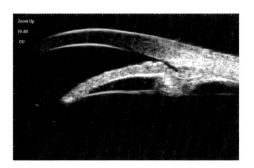

图 1-6-4　睫状体前位型 UBM 表现

前旋的睫状突将周边虹膜顶向房角，引起房角狭窄或关闭。周边虹膜无膨隆

（三）晶体源性青光眼 UBM 表现

临床上多种晶状体病变可以导致青光眼发生。常见的有晶状体膨胀诱发闭角型青光眼（图 1-6-5）、晶状体悬韧带病变引起晶状体不全脱位或晶状体脱位引起闭角型青光眼或开角型青光眼（图 1-6-6、图 1-6-7）、晶状体溶解性青光眼等。UBM 检查对于诊断和治疗方案的选择有重要意义。

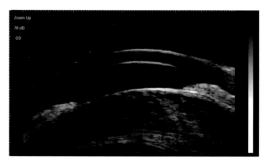

图 1-6-5　晶状体膨胀继发闭角型青光眼 UBM 表现
晶状体增厚伴不规则高密度反光，前房浅，虹膜膨隆，瞳孔阻滞，房角关闭

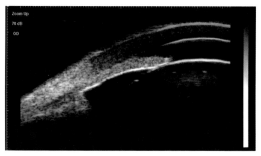

图 1-6-6　晶状体不全脱位继发闭角型青光眼 UBM 表现

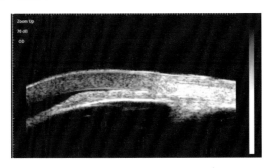

图 1-6-7　晶状体不全脱位继发闭角型青光眼 UBM 表现

与图 1-6-6 为同一患眼，虹膜膨隆，房角关闭，晶状体前移，前房极浅伴两侧深浅不一提示伴有晶状体悬韧带病变或晶状体不全脱位

（四）恶性青光眼

恶性青光眼也称为房水迷流、房水逆流或睫状环阻滞性青光眼，是一类原因复杂的继发性闭角型青光眼。任何原因导致房水不能通过正常通道排出，房水迷路或逆流于玻璃体腔聚集导致前房变浅、眼压升高的恶性循环。UBM 表现多为晶状体 - 虹膜隔前移，虹膜和晶状体完全接触，后房完全消失或几乎完全消失，睫状体被动牵拉且向前移位（图 1-6-8）。

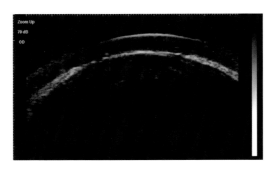

图 1-6-8　恶性青光眼 UBM 表现

前房极浅近消失，晶状体 - 虹膜隔前移，虹膜和晶状体完全接触，后房消失

（五）手术、激光后的临床评价

UBM 常应用于 YAG 激光虹膜周边切除术（LPI）术后的观察，比较激光术前术后前房、房角是否增宽，评价房角开放程度以及再关闭的可能（图 1-6-9）。UBM 还可以评价小梁切除术后滤过泡和滤过通道，为滤过手术失败的原因提供参考。

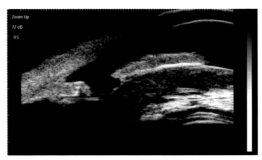

图 1-6-9　YAG 激光虹膜周边切除术后 UBM 表现

可见周边虹膜孔通畅，可以评价术前术后前房深度、房角关闭程度

（六）其他原因引起的闭角型青光眼 UBM 表现

UBM 对虹膜睫状体囊肿或其他原因引起的闭角型青光眼有一定诊断价值。虹膜睫状体囊肿较大时临床诊断不难，较小的虹膜睫状体囊肿早期难以发现，也是房角关闭的原因之一，由于 UBM 的应用，此类患者越来越容易被诊断，并为进一步的随访和治疗提供依据[3]（图 1-6-10）。

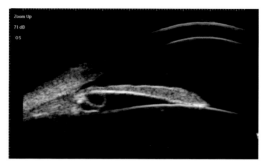

图 1-6-10　虹膜睫状体囊肿 UBM 表现

可以发现较小的虹膜睫状体囊肿，追踪随访可以评价
房角关闭风险

（七）在闭角型青光眼激发试验中的应用

由于 UBM 可以实时动态地对眼前节进行观察和记录，可应
用于闭角型青光眼的激发试验，如暗室激发试验，使传统暗室激
发试验的特异性和敏感性得到提高。对于闭角型青光眼的筛选、
减少青光眼致盲率有重要意义[3]。

（八）在色素性青光眼中的应用

UBM 可以清楚地观察到色素性青光眼患者由于反向瞳孔阻
滞造成虹膜向后凹陷并和晶状体前表面、晶状体悬韧带广泛接触
（图 1-6-11），发生机械性摩擦，甚至检查时可以观察到从后房
经瞳孔区播散的色素颗粒。

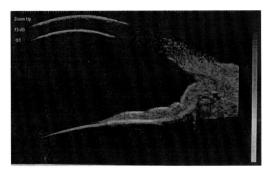

图 1-6-11　色素性青光眼 UBM 表现

由于反向瞳孔阻滞造成虹膜向后凹陷弯曲并和晶状体前
表面、晶状体悬韧带广泛接触造成色素播散

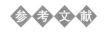

［1］中华医学会眼科学分会青光眼学组.中国原发性闭角型青光眼诊治方案专家共识（2019 年）［J］.中华眼科杂志,2019,55（5）:325–328.

［2］王宁利,辛晨,张敬学,等.中国青光眼防治工作展望［J］.眼科学报,2021,36（6）:400–404.［M］.

［3］青光眼常用检查设备规范操作指南（2023）》专家组,中国医药教育协会眼科影像与智能医疗分会.青光眼常用检查设备规范操作指南（2023）［J］.眼科新进展,2023,43（5）:337–345.

［4］北京医学会眼科学分会青光眼诊治新技术共识小组.三分钟暗室激发试验的机制和标准化操作规范探讨［J］.中华眼科杂志,2015,51（3）:167–169.

（田晓峰）

第二章 青光眼分类及诊断规范

第一节 原发性开角型青光眼的定义及诊断规范

一、原发性开角型青光眼（POAG）的定义

POAG 是一种慢性、进行性、不可逆性致盲性眼病，其特征为视盘形态改变和相对应的视野缺损。房角形态正常。病理性眼压升高和年龄增大是其主要危险因素，其他危险因素包括种族、青光眼家族史、（高度）近视以及系统性疾病，如高血压、糖尿病等。

二、POAG 的分类

（一）高眼压型

病理性眼压升高（一般认为 24h 眼压峰值超过 21mmHg），存在特征性青光眼性视盘和视网膜神经纤维层形态学改变，和/或相对应的视野缺损，房角形态正常，并排除引起眼压升高的其他继发因素，诊断为 POAG。

【典型病例】

患者，女，40 岁，因单位体检怀疑青光眼来院就诊。既往双眼近视（右眼 –3.5D，左眼 –3.75D）。就诊时右眼矫正视力 0.8，左眼矫正视力 1.0；右眼眼压 25.7mmHg，左眼眼压 23.1mmHg。

双眼眼前节检查正常，双眼房角开放。右眼眼轴 23.6mm，左眼眼轴：23.7mm；右眼前房深度 2.41mm，左眼前房深度 2.48mm。双眼眼底杯盘比 0.8；右眼颞上方盘沿切迹，颞上方神经纤维层束状缺损；左眼未见明显神经纤维层缺损（图 2-1-1）；OCT 右眼颞上方神经纤维层及神经节细胞复合体变薄；左眼神经纤维层厚度未见明显变薄，颞上方神经节细胞复合体变薄（图 2-1-2）；视野右眼鼻下方缺损，左眼鼻下方暗点，诊断为 POAG。

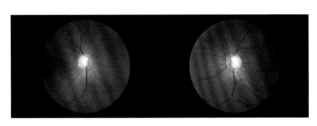

图 2-1-1　POAG 患者双眼眼底照片

（二）正常眼压型（NTG）

NTG 的诊断为排除性诊断，在确定 NTG 的诊断前，需严格排除先天性视神经异常、遗传性视神经病变等视野缺损相关疾病，生理性大视杯、视盘缺损、缺血性视神经病变、压迫性视神经病变、营养性及中毒性视神经病变等视盘异常相关疾病，以及间歇性贴附性房角关闭、角膜厚度偏薄或角膜切削手术后、糖皮质激素性青光眼患者在停用糖皮质激素后眼压恢复正常、全身应用药物后使眼压降至正常等假性低眼压相关疾病。

在排除以上情况的基础上，如果未经治疗的眼压以及 24h 眼压峰值均不超过正常值上限（眼压 ≤ 21mmHg），眼底存在特征性青光眼视盘和 RNFL 形态改变和 / 或相对应的视野缺损，房角开放，可诊断为 NTG。

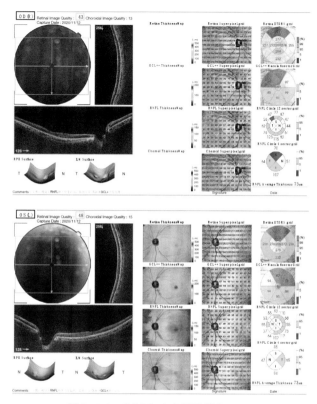

图 2-1-2　POAG 患者双眼视盘 OCT

【典型病例】

患者，女，68 岁，因双眼眼干来院就诊。就诊时视力右眼 0.6，左眼 0.5；眼压右眼 13.1mmHg，左眼 14.0mmHg。双眼眼前节检查未见异常，双眼房角开放。眼底检查右眼杯盘比 0.5；左眼杯盘比 0.8，下方盘沿窄（图 2-1-3）。中央角膜厚度右眼 550μm，左眼 551μm；视盘 OCT 右眼神经纤维层厚度基本正常（上方 102μm，下方 117μm，鼻侧 54μm，颞侧 87μm），左眼下方神经纤维层变薄（上方95μm，下方58μm，鼻侧56μm，颞侧78μm）；视野右眼基本正常，左眼上方弓形暗点。患者颈部血管多普勒检查示双侧颈部动脉管径正常，血流通畅，频谱形态正常；双侧椎动脉内径正常，血流充盈可，血流速度正常；双侧锁骨下动脉（颈段）血流通畅。头颅MRI示脑实质内未见明显异常信号；脑室系统对称；中线结构无移位；脑干、小脑信号未见明显异常；垂体信号尚可，垂体柄居中；视交叉显示良好。眼眶CT示双侧眼眶及眼球对称，大小形态正常，眼球壁均匀光滑，球后脂肪呈均匀低密度，眼外肌无明显增粗，泪腺无增大；视神经走行正常，密度均匀，边界清楚，眶尖及眶周结构未见明显异常。24h眼压右眼峰值17.6mmHg，谷值11.9mmHg；左眼峰值19.2mmHg，谷值10.8mmHg。诊断为NTG。

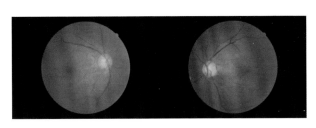

图2-1-3　NTG患者双眼眼底照片

（三）高眼压症

多次测量眼压的结果均超过21mmHg，但未发现青光眼性视盘形态改变，视野检查正常，房角开放，并排除继发性高眼压或角膜增厚、检测技术等其他因素导致的假性高眼压，可诊断为高眼压症。高眼压症存在进展为青光眼的风险，如未经治疗，5年内约9.5%的高眼压症患者可能会进展为青光眼，因此需定期随访眼底视盘、RNFL厚度和视野。

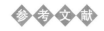

[1]中华医学会眼科学分会青光眼学组，中国医师协会眼科医师分会青光眼专业委员会.中国青光眼指南.2022

[2]欧洲青光眼学会.青光眼相关概念及临床指南（第5版）.2022

[3]中华医学会眼科学分会青光眼学组.我国原发性青光眼诊断和治疗专家共识（2014年）.中华眼科杂志.2014，50：382-383.

[4]中华医学会眼科学分会青光眼学组.中国正常眼压性青光眼诊疗专家共识（2019年）.中华眼科杂志.2019，55：329-332.

[5]中华医学会眼科学分会青光眼学组.中国高眼压症诊断治疗和随访专家共识（2020年）.中华眼科杂志.2020，56：21-24.

（刘　伟）

第二节 原发性闭角型青光眼分类及诊断规范

一、分类

（一）ISGEO 分类法

欧洲青光眼指南第五版和国际地域和流行病学眼科学会（international society of geographical and epidemiological ophthalmology，ISGEO）将原发性闭角型青光眼（Primary angle closure glaucoma，PACG）按照疾病进程进行分期：

（1）可疑原发性房角关闭（Primary angle closure suspects，PACS）：两个或两个以上象限虹膜小梁网接触（iris trabecular contact，ITC），眼压正常，无周边虹膜前粘连（peripheral anterior synechia，PAS），无青光眼性视神经病变表现。

（2）原发性房角关闭（Primary angle closure，PAC）：两个或两个以上象限 ITC 导致周边虹膜前粘连（PAS）和 / 或眼压升高，无发生青光眼性视神经病变的证据。

（3）原发性闭角型青光眼（PACG）：PAC 导致青光眼性视神经病变及视野损害。房角镜检查仍然是确认 ITC 和房角关闭的金标准。

（二）我国临床症状学分类法

在我国的青光眼诊断体系中并没有 PACS 和 PAC 的概念，而是统称为 PACG。人民卫生出版社出版的全国高等学校教材《眼科学》第 9 版将 PACG 分为急性闭角型青光眼和慢性闭角型青光眼。其中急性闭角型青光眼又按不同临床阶段分为临床前期、先兆期、急性发作期、间歇期、慢性期和绝对期。对照欧洲青光眼指南第五版和 ISGEO 分类,急性闭角型青光眼临床前期对应 PACS;急性闭角型青光眼先兆期、急性发作期、间歇期以及慢性闭角型青光眼早期对应 PAC;急性闭角型青光眼慢性期、绝对期以及慢性闭角型青光眼中期和晚期对应 PACG。

(三)房角关闭机制分类法

《中国原发性闭角型青光眼诊治方案专家共识(2019 年)》基于房角关闭机制进行分类[1]。在原有 PACG 分类的基础上,中华医学会眼科学分会青光眼学组提出增加晶状体前移和脉络膜膨胀机制,将 PACG 分为以下 5 种类型。

(1)单纯瞳孔阻滞型:瞳孔缘位置相对靠前,瞳孔阻滞力增大,当瞳孔阻滞力大于后房房水压力,房水经由瞳孔到达前房受阻,后房压力增高,周边虹膜向前膨隆,导致房角狭窄甚至关闭。

(2)虹膜高褶型:中央前房深度正常,房角入口处虹膜肥厚急转形成狭窄,甚至关闭房角,周边虹膜平坦,无向前膨隆状态。

(3)睫状体前位型:有明显前位的睫状体,将周边虹膜顶推向房角,造成房角狭窄甚至关闭。

(4)晶状体位置异常型:晶状体及晶状体悬韧带前移,前房容积减小,导致房角关闭。

(5)脉络膜膨胀型:由于各种原因导致的脉络膜血管内血液容量增加,玻璃体腔压力大于前房压力,晶状体虹膜隔前移,造成房角狭窄甚至关闭。我国近半数 PACG 患者为多种发病机制共存[2],应用 UBM 或前节 OCT 等辅助检查方法,有利于明确房角关闭机制。

中华医学会眼科学分会青光眼学组建议采用 ISGEO 分类法、我国临床症状学分类法和房角关闭机制分类法相结合的原则。在临床工作中仍然采用我国传统的临床症状学分类法和房角关闭机制分类法,但在国际学术交流中采用 ISGEO 分类法。

二、诊断

（一）急性闭角型青光眼

急性闭角型青光眼多见于50岁以上，女性多见，男女之比约为1：2，患者常有远视，双眼先后或同时发病。情绪激动、暗室停留时间过长、局部或全身应用抗胆碱药物、长时间阅读、疲劳和疼痛是本病的常见诱因。

1. 临床前期

当一眼急性发作被确诊后，另一眼即使没有任何临床症状也可以诊断为急性闭角型青光眼临床前期。另外，部分闭角型青光眼患者在急性发作以前，可以没有自觉症状，但具有前房浅、虹膜膨隆、房角狭窄等表现，特别是在一定诱因条件下，如暗室试验后眼压明显升高者，也可诊断为本病的临床前期。

2. 先兆期

表现为一过性或反复多次的小发作。发作多出现在傍晚，雾视、虹视，可能有患侧额部疼痛，或伴同侧鼻根部酸胀。上述症状历时短暂，休息后自行缓解或消失。眼压升高，常在40mmHg以上，眼局部轻度充血或不充血，角膜上皮水肿呈轻度雾状，前房极浅，但房水无混浊，房角大范围关闭，瞳孔稍扩大，光反射迟钝。小发作缓解后，除具有特征性浅前房外，一般不留永久性组织损害。

3. 急性发作期

表现为剧烈头痛、眼痛、畏光、流泪，视力严重减退，常降到指数或手动，可伴有恶心、呕吐等全身症状。体征有眼睑水肿，混合性充血，角膜上皮水肿，裂隙灯下上皮呈小水珠状，患者可有"虹视"的主诉，角膜后色素沉着，前房极浅，周边部前房几乎完全消失。房水可有混浊，甚至出现絮状渗出物。瞳孔中等散大，常呈竖椭圆形，光反射消失，有时可见局限性后粘连。房角完全关闭,常有较多色素沉着。眼压常在50mmHg以上。眼底可见视网膜动脉搏动、视盘水肿或视网膜血管阻塞。高眼压缓解后,眼前段常留下永久性组织损伤,如扇形虹膜萎缩、色素脱失、局限性后粘连、瞳孔散大固定、房角广泛性粘连、青光眼斑。

4. 间歇期

(1)有明确的小发作史。

(2)房角开放或大部分开放。

(3)不用药或单用少量缩瞳剂,眼压能稳定在正常水平。急性大发作经过积极治疗后,也可进入间歇期。

5. 慢性期

急性大发作或反复小发作后,房角广泛粘连(通常>180°),小梁功能已遭受严重损害,眼压中度升高,眼底常可见青光眼性视盘凹陷,并有相应视野缺损。

6. 绝对期

指高眼压持续过久,视神经已遭严重破坏,视力已降至无光感且无法挽救的晚期病例。

急性闭角型青光眼急性发作期的急救处理至关重要,急性大发作时,应用1%毛果芸香碱每隔5min滴眼一次,共滴3次,然后每隔30min一次,共4次,以后改为每小时一次,如瞳孔括约肌未受损害,一般用药后3~4h瞳孔就能明显缩小,可减量至一日4次。如眼压过高,瞳孔括约肌受损麻痹,或虹膜发生缺血坏死,则缩瞳剂难以奏效。通常在全身使用高渗剂后再滴缩瞳剂,缩瞳效果较好。如频繁用高浓度缩瞳剂滴眼,每次滴药后应用棉球压迫泪囊数分钟,以免药物通过鼻黏膜吸收而引起全身中毒症状。急性发作期,除局部滴用缩瞳剂外,常需联合用药,如全身应用高渗剂、碳酸酐酶抑制剂,局部滴用 β - 受体阻滞剂、α - 受体激动剂以迅速降低眼压。全身症状严重者,可给予止吐、镇静药物。局部滴用糖皮质激素及非甾体抗炎药有利于减轻充血及虹膜炎症反应。临床上部分病例虽然联合用药，但眼压仍居高不下，可在药物减轻角膜水肿的情况下，考虑激光周边虹膜成型术和激光虹膜切开术以迅速解除瞳孔阻滞，但急性发作期因严重的角膜水肿激光虹膜切开术难以实施，可行前房穿刺术及通过穿刺口反复释放房水，防止持续性过高眼压对视神经产生严重损害。

（二）慢性闭角型青光眼

慢性闭角型青光眼的诊断要点：①周边前房浅，中央前房深度略浅或接近正常，虹膜膨隆现象不明显；②房角为中度狭窄，有不同程度的虹膜周边前粘连；③如双眼不是同时发病，则对侧眼尽管眼压、眼底、视野均正常，但有房角狭窄，或可见到局限性周边虹膜前粘连；④眼压中度升高；⑤眼底有典型的青光眼性视盘凹陷；⑥伴有不同程度的青光眼性视野缺损。

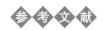

［1］中华医学会眼科学分会青光眼学组.中国原发性闭角型青光眼诊治方案的专家共识（2019年）［J］.中华眼科杂志，2019，55（5）：325-328.

［2］Wang N，Wu H，Fan Z. Primary angle closure glaucoma in Chinese and Western populations［J］. Chin Med J（Engl），2002，115（11）：1706-1715.

（齐世欣）

第三节　儿童青光眼定义及诊疗规范

一、儿童青光眼定义

（一）儿童的定义

我国及国际标准：＜18岁（中国，美国）；≤16岁（英国、欧洲、联合国儿童基金会）。

（二）儿童青光眼的定义

满足至少以下2项：

（1）眼压＞21mmHg（应注意麻醉对眼压的影响）。

（2）视杯扩大／凹陷（盘沿变窄），杯／盘比值进行性增大（弥漫性盘沿变窄），当双眼视盘大小相似时，杯／盘比值不对称（≥0.2）或出现盘沿局部变窄。

（3）角膜改变：Haab纹，角膜水肿或直径≥11mm（新生儿）；＞12mm（年龄小于1岁婴儿）；＞13mm（任何年龄）。

（4）进展性近视或近视性漂移合并眼轴的增长速度大于正常生长速度。

（5）与青光眼性视神经病变相对应的可重复检测到的视野缺损，并排除其他引起视野缺损的病变。

（三）青光眼疑似患儿的定义

至少符合以下一项或更多：

（1）在两次随访中眼压＞21mmHg。

（2）怀疑存在青光眼性视神经病变，例如：与视盘大小不相符的杯／盘比增大。

（3）可疑青光眼性视野损害。

4.在正常眼压下,角膜直径增大或眼轴增长。

二、儿童青光眼的分类

儿童青光眼的分类总体可概括为原发性儿童青光眼(原发性先天性青光眼和青少年型开角型青光眼)和继发性儿童青光眼(合并非获得性眼部异常、合并非获得性全身疾病或综合征、合并获得性疾病及白内障术后继发性青光眼)(图2-3-1)。

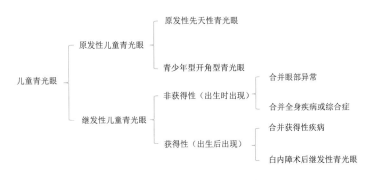

图2-3-1 儿童青光眼的分类

三、原发性儿童青光眼

(一)原发性先天性青光眼(primary congenital glaucoma,PCG)

因单纯房角发育异常(可合并轻度虹膜异常)而导致房水外流受阻、眼压升高所致的青光眼。见于从出生至大于2岁的儿童,可分为以下4种类型:

(1)出生或新生儿期发病(0–1个月)。

(2)婴幼儿时期发病(> 1–24个月)。

(3)晚发性或较晚发现(> 2岁)。

（4）自发终止型：眼压正常，视盘可能存在青光眼性损伤，但其损伤不进展。在这些病例，存在典型的 PCG 体征（例如：水眼和 Haab 纹）。

1. 病因及发病机制

房角发育不良是在出生前或出生后的小梁网发育不全造成的。目前与 PCG 关系最为明确的致病基因为 CYP1B1 基因[1-3]，表现为常染色体隐性遗传，具有不完全外显性。特殊的染色体异常主要表现在 1p36 和 2q212 异常。基因筛查可以除外影响家庭生育的其他先天性异常。

2. 流行病学

PCG 发病率存在明显的地域差异性，我国发病率大致与西方国家相当，为 1/10 000，普遍认为男孩多见（65%），多双眼发病（70%）。

3. 症状

畏光、流泪、眼睑痉挛是最典型常见的症状。

4. 体征

（1）眼球扩张，主要表现为角膜直径增大、眼轴增长（出生 > 20mm，1 岁内 > 22mm）、角膜混浊、Haab 纹，部分孩子因眼球极度扩张而被称为"水眼"。

（2）眼压升高：一般眼压均升高，但正常新生儿眼压比成人的平均值低，麻醉药的影响会使眼压测量值降低，因此不能单纯根据眼压来诊断。

（3）视杯扩大 / 凹陷，杯 / 盘比值进行性增大（多为弥漫性盘沿变窄，可有盘沿局部变窄），视杯凹陷是晚期的典型体征，这些改变在眼压降至正常后可回退。

（4）房角改变：房角镜及 UBM 下可见不同程度的虹膜前插，无虹膜前插者多可见较多的梳状韧带。

5. 鉴别诊断

（1）青光眼合并非获得性眼部异常或合并非获得性全身疾病或综合征。

（2）角膜 / 眼球扩大：高度近视、大角膜、角膜扩张症。

（3）角膜异常：产伤、Peters 异常（无眼压升高或其他青光眼体征）、角膜营养不良（如后部多形性角膜营养不良、先天性遗传性角膜内皮营养不良）、代谢异常（如黏多糖贮积症、胱氨酸症）。

（4）其他引起畏光的原因：鼻泪管堵塞、结膜炎、角膜擦伤 / 角膜炎。

（5）先天性视盘凹陷：生理性大视杯、视神经发育不良、视神经缺损、视盘小凹、其他视神经异常。

6. 治疗

（1）药物治疗：仅作为术前临时降眼压及术后辅助降眼压的手段（表 2-3-1）。

表 2-3-1　儿童青光眼药物治疗

药物	适应证	禁忌证 / 副作用
β - 受体阻滞剂 非选择性：噻吗心安、卡替洛尔、左布诺洛尔	常作为一线药物，在某些大龄儿童作为二线药物。	全身反应：支气管痉挛、心动过缓。
选择性 β1 受体阻滞剂：倍他洛尔	非选择性药物降眼压强于选择性药物，但选择性药物对于哮喘儿童相对安全。	避免用于未成熟或低体重的婴幼儿及有呼吸道过敏史的儿童。

（续表）

药物	适应证	禁忌证 / 副作用
碳酸酐酶抑制剂（CAI） 眼药水：布林佐胺，每日 2-3 次 口服药：乙酰唑胺，10-20mg/（kg·d）每日 2-4 次 醋甲唑胺	低龄儿童为一线或二线药物，适合联合用药。 眼药水耐受性较好但有效性不如口服药，必要时可以同时使用。	眼药水的安全性较好，对角膜受损尤其是角膜移植的儿童避免使用。 口服药可以导致代谢性酸中毒，但新生儿使用眼药水时很少出现。
缩瞳剂 毛果芸香碱	用于房角手术前后，有时也用于青少年型开角型青光眼，对于先天性儿童青光眼降压效果不佳。	可导致近视状态。
肾上腺素受体激动剂 肾上腺素合剂	很少使用，疗效有限。	全身反应：低龄儿童高血压、心动过速。
α2- 肾上腺素能受体激动剂 溴莫尼定（使用最低浓度）	仅用于大龄儿童二、三线用药（青少年型开角型青光眼、无晶状体眼及其他类型青光眼）。	不要用于婴幼儿 / 低龄儿童（体重 18kg），与 β- 受体阻滞剂合用可能引起心动过缓、低血压、低体温、肌张力减退、窒息。

（续表）

药物	适应证	禁忌证 / 副作用
前列腺素类衍生物 拉坦前列腺素、曲伏前列腺素、他氟前列腺素、贝美前列腺素	青少年型开角型青光眼一线用药，其他类型青光眼二线、三线用药。	儿童安全性好，可致睫毛增长（单眼使用时小心），眼红（尤其贝美前列腺素）。对葡萄膜炎并发青光眼在其他治疗无效时可尝试使用。

（2）手术治疗：原发性先天性青光眼确诊后应首选手术治疗。PCG 患儿一生几乎均需要手术治疗，且可能需要多次手术，因此第一次手术往往是手术成功的最好机会。

根据其发病机制首选治疗为前房角手术，包括房角切开术和小梁切开术。微导管引导的小梁切开术（包括内路及外路）以其更好的疗效及安全性已成为大多数专家推荐的首选治疗，如果房角手术失败，滤过性手术可作为选择。睫状体手术也可作为前房角手术失败后的补充治疗，对于严重的 PCG 多需要行引流阀植入术。

（二）青少年型开角型青光眼 / 迟发性儿童开角型青光眼

青少年型开角型青光眼（Juvenile open-angle glaucoma，JOAG）和原发性开角型青光眼相似，房角结构基本正常，不伴有其他先天性异常或综合征，没有眼球扩大，符合青光眼定义。

1. 病因及发病机制

目前明确的与疾病相关的基因有 MYOC（myocilin）基因，同时 CYP1B1 基因也被证实有一定作用，有假说认为它在 JOAG 中是 MYOC 的调节基因。MYOC 基因主要通过影响小梁网房水外流而致病，但也不是所有 JOAG 患者都伴有 MYOC 突变。

2.症状和体征

通常无症状。眼压升高，典型的患者常表现出极高的眼压（>40-50mmHg）。青光眼性视神经损伤及视野缺损，其表现或者严重程度取决于疾病分期。房角开放，无明显结构异常。

3.治疗

虽然大部分降眼压药物在JOAG中有降眼压效果，但由于患者经常眼压极高，单纯药物治疗很难控制疾病进展。因此，JOAG患者最终也难免需要手术治疗。同PCG一样，房角手术也是儿童青光眼中JOAG患者的首选治疗，且近期研究同样显示微导管辅助的小梁切开术（包括内路及外路）有着更高的成功率。当然，由于这部分患儿相较PCG患儿的年龄更大，小梁切除术也是主要的手术方式，但常需要联合丝裂霉素的使用。虽然多次手术失败的患者最终可能需要行引流阀植入术，但由于相关研究中JOAG患者比例较少，因此引流阀植入术治疗儿童JOAG的疗效尚证据不足。同样其他新手术，如黏弹剂小管扩张术在儿童JOAG中的疗效仍存在争议。

四、继发性儿童青光眼

（一）分类

继发性儿童青光眼的发病机制很多，根据发病机制分类，包括合并非获得性眼部异常、合并非获得性全身疾病或综合征、合并获得性疾病及白内障术后继发性青光眼。

1. 青光眼合并非获得性眼部异常（表2-3-2）

表2-3-2　青光眼合并非获得性眼部异常

Axenfeld-Rieger 异常（如伴有全身表现则称为综合征）

Peters 异常（如伴有全身表现则称为综合征）

先天性葡萄膜外翻

先天性虹膜发育不良

无虹膜症

永存性胚胎血管（在白内障手术前就已存在青光眼）

眼皮肤黑色素细胞增多症（太田痣）

后部多形性营养不良

先天性小眼球

先天性小角膜

晶状体异位（无全身表现的单纯性晶状体异位、晶状体及瞳孔异位）

2. 青光眼合并非获得性全身疾病或综合征（表2-3-3）

表2-3-3　青光眼合并非获得性全身疾病或综合征

染色体异常，例如：21-三体综合征（唐氏综合征）

结缔组织病：Marfan 综合征，Well-Marchesani 综合征，Stickler 综合征

代谢性疾病：同型胱氨酸尿症，Lowe 综合征，黏多糖贮积症

母斑病：多发性神经纤维瘤（NF-1，NF-2），Sturge-Weber 综合征

Rubinstein-Taybi 综合征

先天性风疹

3. 青光眼合并获得性疾病（表 2-3-4）

表 2-3-4　青光眼合并获得性疾病

葡萄膜炎
外伤（前房积血、房角后退、晶状体异位）
糖皮质激素诱发
肿瘤（良性／恶性，眼内／眼眶）
早产儿视网膜病变（ROP）
除白内障手术外的手术后继发性青光眼

4. 白内障术后继发性青光眼

值得提出的是因白内障术后继发性青光眼的高发性及较差的治疗预后，特被单独作为一类。白内障术后继发性儿童青光眼是指儿童时期在白内障摘除术后发生青光眼，包括先天性特发性白内障、先天性白内障合并眼部异常或全身疾病（既往无青光眼）以及获得性白内障（既往无青光眼）。无晶状体眼和人工晶状体眼都可以发生继发青光眼，儿童白内障术后发生青光眼的风险伴随终身，因此定期监测非常必要。

（二）病因及发病机制

继发性儿童青光眼合并非获得性眼部异常或全身疾病的患儿存在相当多的与基因突变有关的表现变异，且多具有遗传性。因此，有必要进行家族筛查和遗传学咨询。

据报道，如果在出生 9 个月内行白内障手术，其继发青光眼的比例高达 50%，且这种类型青光眼可能最终都得行引流阀植入术才能控制眼压。

（三）治疗

继发性儿童青光眼的治疗特别具有挑战，虽然同 PCG 一样，长期药物治疗多无效或不可行,但考虑其手术疗效较差,因此一般首选药物治疗(如葡萄膜炎相关的青光眼,白内障术后继发青光眼药物治疗可以作为一线治疗方案)。手术常常也是必需的。婴幼儿患者行房角手术可能有效,虽然疗效通常不如 PCG 患者。为了控制眼压,通常需要采用小梁切除术联合抗代谢药物,或者引流阀植入术。不管首选房角切开术、小梁切开术还是滤过性手术,手术都很可能失败,常需要多次手术治疗。且患儿可能合并全身多系统疾病,增加了全麻手术的风险,因此治疗应综合考虑全身发育异常、眼压升高的机制及患儿的生活质量。

五、儿童青光眼手术后的综合治疗

儿童时期是视觉功能发育的重要时期,应从整体上对儿童青光眼的视觉行为和视力进行评估,包括角膜瘢痕、眼球震颤、斜视等各种影响视功能的因素。在控制眼压后,应该及时请斜弱视专科医生和角膜科医生会诊。由于儿童青光眼患儿眼球扩张、眼轴增长,多伴有高度近视及散光,应及时矫正屈光不正,配合适当的弱视训练,同时应控制其他影响因素,最大程度改善视力预后。

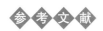

参 考 文 献

[1]Weinreb RN, Papadopoulos, M. Consensus on childhood glaucoma. Amsterdam:Kugel publications, 2013.

[2]Ou Z Y, Liu G J, Liu W P, et al. Bioinformatics analysis of CPY1B1 mutation hotspots in Chinese congenital glaucoma patients [J]. Biosci Rep, 2018, 38(4):BSR20180056

〔3〕Lim S H，Tran-Viet K N，Yanovitch T L，et al. CYP1B1，MYOC，and LTBP2 mutations in primary congenital glaucoma patients in the United States〔J〕.Am J Ophthalmol，2013，155（3）：508-517.

〔4〕中华医学会眼科学分会青光眼学组，中国医师协会眼科医师分会青光眼专业委员会.《中国青光眼指南》.2022.

〔5〕王宁利.世界青光眼学会联合会共识系列.《儿童青光眼》.人民卫生出版社.2015.

（蔡鸿英）

第四节 继发性青光眼

继发性青光眼(secondary glaucoma)是指由于眼部或者全身疾病引起房水产生和排出能达到平衡,引起眼压升高,主要与原发性青光眼相对应。

一、假性囊膜剥脱综合征

假性囊膜剥脱综合征(Pseudo-Exfoliation Syndrome,PEX)是一种以纤维状剥脱物广泛沉积于眼部及全身其他组织为特征的年龄相关性疾病。

(一)流行病学

PEX 的发病率在不同地区间差异很大。多见于挪威、芬兰、希腊等国家,斯堪的纳维亚半岛地区尤为突出,我国较少见。不同种族发病率差异较大。临床所见单眼患者较多,但研究发现临床单眼患者往往是非对称性的而不是单眼发病[1]。

(二)病因和发病机制

具体发病原因不明,可能与遗传、感染、气候、环境等影响有关。有学说认为剥脱物来自晶状体前囊下的上皮细胞综合而成,继而沉着于晶状体表面[2,3]。

(三)症状与体征

PEX 与年龄相关,多见于 60 岁以上的老年人。临床上裂隙灯观察经散瞳后见晶状体表面的病变分为 3 区:中央盘区、中间透明区及周边颗粒区。当沉积物质连成片时,可见成盘状,在周边区则为扇形或环形膜性结构,偶尔可见卷曲边缘。其中,大量的剥脱物质沉积在睫状体及悬韧带导致组织病变,如导致晶状体自发性半脱位或人工晶状体移位。PEX 的剥脱物表现为灰白色无定形蛋白质碎屑物,除了分布于晶状体囊膜外,还可阻塞小梁网,引起小梁网功能减退,眼压升高,导致剥脱性青光眼 (Exfoliation Glaucoma, XFG)。XFG 表现为开角或闭角型青光眼都有,其临床症状更严重,预后更差。眼压高而且昼夜波动更大;视神经损害发生率更高,视野损害更严重;对药物治疗反应性差,病情进展快,需要手术治疗的患者比例更高[4]。

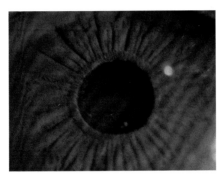

图 2-4-1 假性囊膜剥脱综合征
白色碎屑状物质沉积于瞳孔缘、晶状体前囊

(四)治疗

药物治疗及青光眼小梁成形术对此疾病有效,由于 PEX 发病与年龄相关,多合并有白内障,因此,需要手术治疗的白内障很多[5]。如果眼压不能控制,需要进行青光眼手术。

二、青光眼睫状体炎综合征

青光眼睫状体炎综合征 (glaucomato-cyclitic syndrome) 又称青光眼睫状体危象 (glaucomatocyclitic crisis),简称青睫综合征,是轻度非肉芽肿性前葡萄膜炎伴眼压升高的一种特殊形式,以反复发作的眼压急剧升高为特征，病因及发病机制不明。1948年 Posner 和 Schlossman 详细描述了一系列病例的特点，最终将其确定为一种临床类型，因此又称为 Posner-Schlossman 综合征（Posner-Schlossman syndrome，PSS）[6]。

（一）流行病学

欧洲地区 PSS 发病率较低，亚洲为 PSS 的高发地区。中国的 PSS 在长江中下游地区高发。PSS 在男性中发病率较女性高。发病年龄主要集中在 20~60 岁（占 86%）[7]。

（二）病因和发病机制

以巨细胞病毒感染为代表的病因学猜想受到大多数学者的支持。其他病因包括：疱疹病毒感染、幽门螺旋杆菌感染、过敏相关及遗传因素等。眼压升高的机制主要有：前列腺素水平升高、房水流畅系数下降及三羧酸循环增强等等[8-11]。

（三）症状与体征

急性发作期眼压会显著升高，通常大于 40mmHg，角膜后羊脂状 KP。与其他葡萄膜炎类型相比，PSS 的前房炎症反应较轻，其眼底损害也轻。

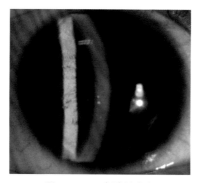

图 2-4-2　青睫综合征
角膜后中等大小羊脂状 KP

（四）治疗

局部使用糖皮质激素、β 受体阻滞剂、碳酸酐酶抑制剂，明确病毒感染患者则需抗病毒治疗。对于病程较长的顽固性 PSS，药物已无法控制眼压，且出现了渐进性视神经损害和视野损害，通常会选择手术治疗。

三、新生血管性青光眼

患眼中虹膜上存在着新生血管，虹膜新生血管膜阻塞小梁网从而引起眼压升高的一类继发性青光眼。

（一）病因和发病机制

由于视网膜缺血缺氧导致眼内新生血管生成因子表达增高。最常见三种病因为糖尿病性视网膜病变、视网膜静脉阻塞及眼缺血综合证[12]。

（二）症状与体征

新生血管性青光眼的共同表现有眼痛，畏光。眼压可达 60mmHg 以上，中到重度充血，常伴角膜水肿，虹膜新生血管，瞳孔缘色素外翻，房角内有不同程度的周边前粘连。Shield 将自虹膜新生血管形成至发生新生血管性青光眼的临床病理过程分为 3 期，即青光眼前期（虹膜红变期）、开角型青光眼期和闭角型青光眼期。

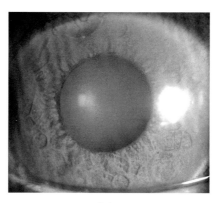

图 2-4-3 虹膜表面粗大新生血管

（三）治疗

疗原发病；局部及全身使用降眼压药物；及时进行视网膜光凝，抗 VEGF 治疗。手术治疗可选择滤过性手术或者房水引流装置植入术，睫状体破坏性手术等[13, 14]。

四、葡萄膜炎继发青光眼

任何眼内的炎症反应均可升高眼压，眼压升高可表现为暂时性或慢性顽固性，暂时性且不引起视神经或视野损害应称为"与葡萄膜炎相关的高眼压状态"。当眼压进行性升高并发生视神经损伤和（或）视野损害时才定义为"葡萄膜炎继发性青光眼"[15, 16]。

（一）流行病学

葡萄膜炎患者继发青光眼的平均发生率约为 10%（5.2%~27%），不同类型葡萄膜炎、不同年龄和不同病程的患者发生率略有不同，慢性葡萄膜炎继发青光眼的发生率（11%~45%）高于急性葡萄膜炎（8%~26%），儿童发生率略高于成年人[15, 17]。

84

（二）病因和发病机制

1. 继发性开角型青光眼的发病机制

（1）房水中炎性细胞和黏性蛋白沉积物阻塞小梁网，引起房水外流受阻。

（2）小梁网炎症、Schlemm 管炎症或血管通透性异常。

（3）房水化学成分改变，房水中前列腺素和炎性细胞因子增加，引起眼压升高。

2. 继发性闭角型青光眼的发病机制

（1）虹膜周边前粘连引起房角闭塞，导致眼压升高。

（2）虹膜与晶状体粘连（后粘连）引起瞳孔闭锁或膜闭（瞳孔阻滞），导致虹膜向前移位，引起房角闭塞。

（3）慢性炎症可引起虹膜表面及房角出现新生血管，继发虹膜周边前粘连和房角闭塞，引起新生血管性青光眼。

（4）睫状体炎症、巩膜炎或脉络膜炎可引起睫状体肿胀，使睫状体前移并压迫小梁网，引起继发性房角闭塞。

（三）症状与体征

可能出现疼痛、眼红、畏光及视力下降。根据病因有不同的体征。

（四）治疗

（1）治疗原发病。

（2）局部及全身使用降眼压药物：β–受体阻滞剂及碳酸酐酶抑制剂为一线治疗。

（3）激光治疗：炎症性疾病激光治疗效果欠佳。

（4）手术治疗：葡萄膜炎活动期尽量避免手术治疗。仅当保守治疗无效并且发生视神经进行性损伤时可考虑手术治疗，围手术期应足量使用糖皮质激素。手术类型可选择滤过性手术及房水引流装置植入术等[18, 19]。

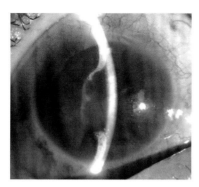

图 2-4-4　葡萄膜炎继发青光眼

结膜混合性充血，角膜后 KP 前房周边消失，虹膜膨隆，可见粗大血管，虹膜广泛后粘连，IOL 前渗出膜

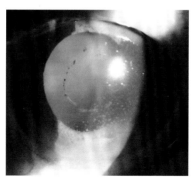

图 2-4-5　虹膜炎继发青光眼（散瞳后）

角膜后大量羊脂状 KP，虹膜纹理不清。晶状体前囊可见虹膜后粘连留下色素沉着

五、皮质类固醇激素性青光眼

局部或全身长期应用皮质类固醇皮质激素导致的眼压升高。

（一）病因和发病机制

眼压升高的风险与皮质类固醇激素的强度、剂量、用药频率、治疗时间及给药途径有关[20]。

（二）症状与体征

多数患者在使用皮质类固醇皮质激素的2-6周后眼压会升高，儿童的发病时间可能更早，停用药物后会缓慢逆转[21]。

（三）治疗

停止激素的使用，局部及全身使用降眼压药物；激光小梁成形术；青光眼滤过手术等[22]。

六、房角后退性青光眼

房角后退性青光眼（angle-recession glaucoma）是眼外伤引起房角后退，引起眼压升高。发病时间可在伤后数周至数十年[23, 24]，症状轻微，不易察觉，发现时往往已视神经萎缩。

（一）病因及发病机制

由于眼钝挫伤损伤房角，小梁网瘢痕修复导致房水外流受阻，引起眼压升高而导致的青光眼。

（二）症状和体征

早期钝挫伤可有眼疼，模糊，恢复后患者可无明显症状，偶有患者感觉眼胀，视力下降。

体征：房角开放，可见睫状体带增宽，甚至可见白色巩膜。有的患者有虹膜根部离断。伴有前房出血的钝挫伤常有房角后退。视神经出现典型青光眼改变，视野缺损。

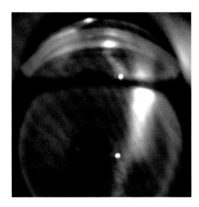

图 2-4-6　外伤性房角后退

房角镜下可见大量色素沉着，睫状体带增宽

（三）治疗

可用减少房水生成药物及前列腺素类药物降低眼压。如药物不能控制眼压可进行手术治疗。手术方法可选择小梁切除术、青光眼引流钉、引流阀手术。也有选择微导管辅助 Schlemm 管成形术，但效果还需长期观察。

七、晶状体源性继发性青光眼

由于晶状体自身膨胀，位置脱离原来位置，或晶状体蛋白进入前房而引起眼压升高的一类青光眼。

（一）晶状体半脱位或全脱位继发青光眼

1. 病因和发病机制

病因包括眼外伤，高度近视，假性囊膜剥脱综合征，高龄，某些遗传性眼病如马凡氏综合征，Marchesani 综合征，高胱氨酸尿症等。晶状体由于外伤或自发性悬韧带全部或部分断裂，导致晶状体脱离原来位置，房水流出受阻，眼压升高。可分为全脱位和半脱位。晶状体全脱位时可脱入前房，玻璃体腔，或嵌顿于瞳孔区。

2. 症状和体征

晶状体脱入前房或玻璃体腔，患者感觉视力突然下降，可有急性高眼压表现。晶状体半脱位患者可有视力模糊，或没有任何感觉，但晶状体半脱位引起瞳孔阻滞，可出现急性高眼压症状。

体征：晶状体全脱位，瞳孔区晶状体缺如，可在前房或玻璃体腔看到晶状体。晶状体半脱位，可有晶状体震颤，虹膜震颤，脱位范围大者可在瞳孔区见到晶状体赤道部。

3. 治疗

一般需采用手术治疗。激光周边虹膜打孔术可缓解晶状体脱位引起的瞳孔阻滞。

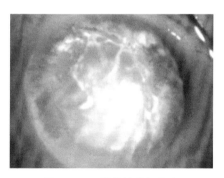

图 2-4-7　晶状体脱入前房

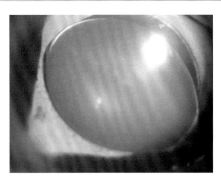

图2-4-8 晶状体半脱位嵌顿于瞳孔区

（二）晶状体溶解继发青光眼

1.病因和发病机制

由于晶状体过熟，晶状体囊膜通透性增加，晶状体皮质进入前房，阻塞房角；或被房水中巨噬细胞吞噬后阻塞房角，引起眼压升高[25]。

2.症状和体征

患者眼红，眼疼。眼压升高前房内可有晶状体皮质，有的患者甚至表现为假性前房积脓，易误诊为眼内炎。晶状体白色全混，有时可见棕色核下沉。

3.治疗

采取手术治疗摘除晶状体，病情比较长的患者小梁网功能受损需要联合抗青光眼手术。

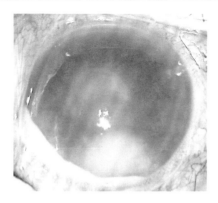

图 2-4-9　晶状体过熟皮质溢出

（三）晶状体膨胀继发青光眼

1. 病因和发病机制

由于老年性白内障膨胀期或眼外伤晶状体受损，晶状体体积增大，引起前房变浅，前房容积变小，导致房水排出受阻，眼压升高[25]。

2. 症状和体征

类似急性闭角型青光眼。

3. 治疗

及时摘除晶状体。

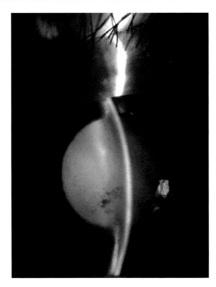

图 2-4-10　晶状体膨胀继发青光眼

角膜水肿，前房浅，中央约 1CT，晶状体膨胀，白色混浊

（四）晶状体皮质过敏继发青光眼

1.病因和发病机制

有白内障手术史或外伤史，晶状体皮质存留，引起眼前部炎症，小梁网炎症导致眼压升高[26, 27]。

2.症状和体征

前部葡萄膜炎表现，表现为结膜混合性充血，角膜后 KP，瞳孔缩小，眼压升高。

3.治疗

清除残余晶状体皮质，抗炎治疗，必要时抗青光眼手术[28, 29]。

八、葡萄膜炎 - 青光眼 - 前房出血综合征

葡萄膜炎 - 青光眼 - 前房出血综合征（Uveitis-Glaucoma-

Hyphema Syndrome，UGH）指的是慢性复发性前房出血，顽固性葡萄膜炎和继发性青光眼三联综合征[30]。

（一）病因及发病机制

UGH 被认为是由于 IOL 摩擦虹膜和房角结构，导致组织的机械性损伤，表现为反复发作的前房炎症、眼压升高、微量前房积血。一般来说，IOL 不对称植入睫状沟以及单片式丙烯酸 IOL 有关，但囊袋内植入 IOL 照样可发生 UGH。

（二）症状和体征

患者早期有一过性视物模糊，可能与运动等体位变化相关，随病情进展，眼压持续升高，表现为视力下降。检查发现角膜 KP，房水游离色素颗粒，前房积血，玻璃体积血。前节 OCT 检查可见 IOL 光学部偏位，边缘与虹膜后表面相贴。

（三）治疗

一般保守治疗不能根治，需 IOL 调位或更换 IOL[31]。

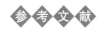参 考 文 献

［1］曹婷婷.假性囊膜剥脱综合征发病机制研究进展［J］.中华实验眼科杂志，2014，32（10）：950-953.

［2］Tosun M，Erdurmus M，Bugdayci G，et al. Aqueous humour and serum concentration of asymmetric dimethyl arginine in pseudoexfoliation syndrome［J］. British Journal of Ophthalmology，2012，96（8）：1137-1140.

［3］Challa P. Genetics of pseudoexfoliation syndrome［J］. Current Opinion in Ophthalmology，2009，20（2）：88-91.

［4］陈玲，王宁利.囊膜剥脱综合征的研究进展［J］.中华眼科杂志，2010，46（6）：572-576.

［5］Akinci A，Batman C，Zilelioglu O. Phacoemulsification in pseudoexfoliation syndrome［J］. Ophthalmologica：International Journal of Ophthalmology Journal International d'Ofltalmologie，2008，222（2）：112-116.

［6］Posner A，Schlossman A. Syndrome of unilateral recurrent attacks of glaucoma with cyclitic symptoms［J］. Arch Ophthal 1948；39（4）：517-535.

［7］Megaw R，Agarwal PK. Posner-schlossman syndrome［J］. Surv Ophthalmol 2017；62（3）：277-285.

［8］Lenglinger M，Schick T，Pohlmann D，et al. Cytomegalovirus-positive posner-schlossman syndrome：impact on corneal endothelial cell loss and retinal nerve fiber layer thinning ［J］. Am J Ophthalmol 2022；237：290-298.

［9］许欢，翟如仪，孔祥梅，等.青光眼睫状体炎综合征患者房水病毒情况分析［J］.中国眼耳鼻喉科杂志 2018；18（1）：18-21.

［10］陈文杰，赵军，祝天辉，等.青光眼睫状体炎综合征患者血液中补体系统活化状态的分析［J］.中华实验眼科杂志 2016；34（7）：645-648

［11］Polymorphisms of the cytomegalovirus glycoprotein B genotype in patients with Posner－Schlossman syndrome［J］. Br J Ophthalmol 2022；106（9）：1240-1244

［12］Hayreh SS. Neovascular glaucoma［J］. Prog Retin Eye Res. 2007 26（5）：470-485.

［13］Shalaby WS，Ganjei AY，Wogu B，et al. Outcomes of

Ahmed glaucoma valve and transscleral cyclophotocoagulation in neovascular glaucoma［J］. Indian J Ophthalmol.2022，70（4）：1253-1259.

［14］Sivak-Callcott JA, O'Day DM, Gass JD, et al. Evidence-based recommendations for the diagnosis and treatment of neovascular glaucoma［J］. Ophthalmology. 2001；108：1767－1776.

［15］Kuchtey RW，Lowder CY，Smith SD. Glaucoma in patients with ocular inflammatory disease［J］. Ophthalmology Clinics of North America，2005，18（3）：421-430.

［16］郑曰忠，时冀川.葡萄膜炎继发青光眼的诊治进展［J］.眼科研究，2009，27（5）：437-441.

［17］Neri P，Forrester JV. Incidence of Glaucoma in Patients with Uveitis［J］. Journal Glaucoma，2004，13（6）：461-465.

［18］Yakin M，Sungur G，Eksioglu U，et al.Short-term to Long-term Results of Ahmed Glaucoma Valve Implantation for Uveitic Glaucoma Secondary to Behcet Disease［J］.Journal Glaucoma，2017，26（1）：20-26.

［19］Ozdal PC，Vianna RN，Deschenes J. Ahmed valve implantation in glaucoma secondary to chronic uveitis［J］.Eye，2006，20（2）：178-183.

［20］Jones R 3rd，Rhee DJ. Corticosteroid-induced ocular hypertension and glaucoma：a brief review and update of the literature. Curr Opin Ophthalmol. 2006 Apr；17（2）：163-167.

［21］华峰，吴莘莎，杨立善.儿童糖皮质激素性青光眼或高眼压23例临床分析［J］.中国实用眼科杂志，2005，23（1）：78-80.

［22］叶天才.重视对糖皮质激素性青光眼的防治［J］.中华

眼科杂志, 2001, 37（6）: 401-403.

［23］袁军, 白婷婷, 张娇, 等. 外伤性房角后退性青光眼手术治疗观察. 临床眼科杂志 2014; 22（2）: 141-143.

［24］张宏亮. 眼挫伤房角后退继发性青光眼临床分析［J］. 眼外伤职业眼病杂志, 2004, 026（011）: 734-735.DOI: 10.3760/cma.j.issn.2095-1477.2004.11.006.

［25］孙为荣, 石珍荣, 鞠明诚. 晶体溶解性青光眼［J］. 中华眼科杂志, 1986, 22（1）: 24-26.

［26］Papaconstantinou D, Georgalas I, Kourtis N, et al. Lens-induced glaucoma in the elderly［J］. Clin Interv Aging, 2009, 4: 331-336.

［27］Ayub R, Tom LM, Venkatesh R, et al. Outcomes and reasons for late presentation of lens induced glaucoma: A prospective study［J］. Ophthalmol Glaucoma, 2021, 4（5）: 504-511.

［28］Peracha-Riyaz MH, Peracha ZH, Spaulding J, et al. First described case of anterior and posterior segment crystals in phacolytic glaucoma［J］.J Glaucoma, 2017, 26（5）: e171-e173.

［29］刘涵（综述）李新星（审校）. 晶状体诱导性青光眼的诊治进展［J］. 眼科学报, 2022, 37（10）: 827-834.

［30］Ellingson FT. The uveitis-glaucoma-hyphema syndrome associated with the Mark VIII anterior chamber lens implant. J Am Intraocul Implant Soc 1978; 4: 50－53.

［31］Armonaite L, Behndig A. Seventy-one cases of uveitis-glaucoma- hyphaema syndrome. Acta Ophthalmol. 2021, 99（1）: 69-74.

（邢小丽）

第三章 青光眼药物治疗规范

目前青光眼尚无法根治，病理性眼压升高是各类青光眼的主要危险因素，因此青光眼的治疗主要是通过降低眼压来延缓或防止青光眼性视神经及其他眼组织损伤，且降低眼压是迄今为止唯一被证明有效的治疗方法。应根据每个患者的具体情况确定个体化的治疗方案。

多种类型的开角型青光眼（open angle glaucoma，OAG）和慢性闭角型青光眼（chronic angle-closure glaucoma，CACG）的初始治疗都是药物治疗。也有一些不以药物治疗作为初始治疗的情况，如眼压非常高，可能很快对视功能造成威胁；儿童青光眼以早期手术作为主要的治疗方法；急性房角关闭（acute angle-closure，AAC）需尽早激光或手术治疗。对于无法耐受药物、药物过敏或依从性差的患者，可考虑激光或手术治疗。在选用药物作为初始治疗时，需综合考虑患者的相关特征和药物的相关特征。

一、青光眼药物治疗的原则[1,2]

应当以使用最小量药物达到控制眼压（目标眼压）的治疗效果为目标。

（一）从单一用药开始

为了最大程度降低不良反应，在能够达到目标眼压的同时应尽可能减少药物的使用剂量。除眼压非常高和病情严重的患者，推荐从单一用药开始。在应用时，若眼压下降水平与文献报道的平均水平相近，则视为"有效"。降眼压幅度最大的药物是前列腺素类衍生物，其次是非选择性 β- 受体阻滞剂、Rho 激酶抑制剂、α2- 选择性肾上腺素能受体激动剂、选择性 β1- 受体阻滞剂，以及局部碳酸酐酶抑制剂[3]。此外降眼压幅度与基线眼压水平相关，基线眼压较高时，降眼压幅度也相对较大。如首选药物可将眼压降至目标眼压水平，且患者耐受性良好，可对该疗法保持不变，但要对患者进行定期随访。

（二）转换为另一种单药

如首选药物无效，或患者无法耐受，应转换为另一种单药（可在同类或其他类药物中选择），而不是加用第二种药物。

（三）加用第二种药物

如患者对首选药物能良好耐受且治疗有效，但不能将眼压降至目标眼压水平，可考虑加用另一种不同类别的药物。推荐联合应用不同作用机制的药物（如一种药物抑制房水生成，另一种药物则促进房水排出）。使用多种局部降眼压药可能会降低患者的依从性，增加防腐剂的接触及药物的洗脱效应。因此如果有可选用的固定复方制剂，要优于使用两种分开滴用的药物。固定复方制剂与一般联合用药临床效果相当，不推荐将联合用药（包括固定复方制剂）作为首选治疗。但在某些特殊情况下（晚期青光眼和／或眼压非常高），使用单一用药不太可能达到目标眼压，则建议选择联合用药。如使用两种药物都不足以控制眼压，则可考虑添加第三种药物，或考虑行激光或手术治疗。

固定复方制剂

最常用的固定复方制剂是前列腺素类衍生物联合 β – 受体阻滞剂（拉坦前列腺素 + 噻吗洛尔、曲伏前列腺素 + 噻吗洛尔、他氟前列腺素 + 噻吗洛尔、贝美前列腺素 + 噻吗洛尔），其他固定复方制剂包括碳酸酐酶抑制剂联合 β – 受体阻滞剂（布林佐胺 + 噻吗洛尔）、碳酸酐酶抑制剂联合 α2– 选择性肾上腺素能受体激动剂（布林佐胺 + 溴莫尼定）及前列腺素类衍生物联合 Rho 激酶抑制剂（拉坦前列腺素 + 奈妥舒迪）等。固定复方制剂的优势在于减少药物种类和使用次数，避免频繁点药造成的药物洗脱效应，减少防腐剂接触量，减轻眼表损害，提高患者的依从性，有效控制眼压，防止视功能损害。但要注意固定复方制剂中 β – 受体阻滞剂的全身不良反应。

二、青光眼药物分类[1,2]

除高渗剂外，青光眼降眼压药物分为两大类：促进房水排出的药物和抑制房水生成的药物。促进房水排出的药物包括拟副交感神经药物（胆碱能药物）、前列腺素类衍生物、α2– 选择性肾上腺素能受体激动剂及 Rho 激酶抑制剂。抑制房水生成的药物包括碳酸酐酶抑制剂、β – 受体阻滞剂及 α2– 选择性肾上腺素能受体激动剂。

（一）前列腺素类衍生物

前列腺素类衍生物疗效显著，每日只需用药一次，安全性高，已成为一线用药。包括 0.005% 拉坦前列腺素、0.003%–0.004% 曲伏前列腺素、0.0015% 他氟前列腺素、0.01%–0.03% 贝美前列腺素等。通过增加葡萄膜巩膜通路的房水外流降低眼压。初次用药后约 2–4h 眼压开始下降，约 8–12h 眼压效果达到峰值，降眼压幅度为 25%~35%，且可明显降低眼压的日夜波动。

我国原发性青光眼诊断和治疗专家共识(2014年)[4]建议前列腺素类衍生物可作为原发性开角型青光眼一线用药。局部不良反应包括结膜充血(通常比较轻微,充血程度随时间会逐渐减轻)、烧灼刺激感、异物感、瘙痒、眼周皮肤色素沉着、眶周脂肪萎缩、睫毛改变、虹膜色素沉着、无晶状体眼或人工晶状体眼在晶状体后囊膜破裂或有黄斑水肿危险因素时发生黄斑囊样水肿、疱疹性角膜炎复发、葡萄膜炎;全身不良反应有呼吸困难、胸痛/心绞痛、背部肌肉酸痛、哮喘加重。其中拉坦前列腺素是唯一在儿童中做过临床试验且被证明安全性很高的降眼压药物。

一氧化氮(nitric oxide,NO)供体 – 前列腺素复合药物通过增加葡萄膜巩膜途径(由前列腺素类衍生物介导)房水流出和小梁网途径(由 NO 介导)房水流出来降低眼压。

(二)β – 受体阻滞剂

包括非选择性 β – 受体阻滞剂和选择性 β1– 受体阻滞剂。非选择性 β – 受体阻滞剂包括 0.1%~0.25%~0.5% 噻吗洛尔、0.5%~2% 卡替洛尔、0.25% 左布诺洛尔、0.1%~0.3% 美替洛尔,降眼压幅度为 20%~25%;选择性 β1– 受体阻滞剂为 0.25%~0.5% 倍他洛尔,降眼压幅度约为 20%。这类药物通过减少房水生成降低眼压,不改变瞳孔大小。禁忌证为哮喘、慢性阻塞性肺疾病、窦性心动过缓(心率 <60 次 /min)、心脏传导阻滞、心律不齐或心力衰竭。局部不良反应包括结膜充血、浅层点状角膜炎、干眼、角膜感觉缺失、过敏性睑缘结膜炎;全身不良反应有心动过缓、心律不齐、心力衰竭、晕厥、支气管痉挛、气道阻塞、肢端水肿、低血压、在胰岛素依赖型糖尿病(insulin-dependent diabetes mellitus,IDDM)患者可能掩盖低血糖症状、夜间系统性低血压、抑郁、勃起功能障碍。与非选择性 β – 受体阻滞剂相比,选择性 β1– 受体阻滞剂局部烧灼刺痛感更明显,

心脏和呼吸系统不良反应较轻，可引起抑郁和勃起功能障碍。

（三）碳酸酐酶抑制剂

包括口服的乙酰唑胺和醋甲唑胺、局部滴眼的 1% 布林佐胺和 2% 多佐胺，通过减少房水生成降低眼压。

口服的乙酰唑胺和醋甲唑胺，降眼压幅度为 30%~40%，主要为急性房角关闭（AAC）发作时抢救用药或眼压较高为尽快降低眼压时应用，不能长期使用。应用时要注意电解质平衡和肝、肾功能。禁忌证为低血钠和 / 或低血钾、肝肾功能障碍、肾上腺功能衰竭、高氯酸中毒、对磺胺类药物过敏者。不良反应包括感觉异常、听力障碍、耳鸣、食欲不振、味觉改变、恶心、呕吐、腹泻、抑郁、性欲减退、肾结石、血质不调、代谢性酸中毒、电解质失衡。

局部滴眼的 1% 布林佐胺和 2% 多佐胺，降眼压幅度为 20%，不如口服的碳酸酐酶抑制剂，但减少了全身不良反应。禁忌证为角膜内皮细胞计数较低的患者（因人眼角膜内皮含有 II 型碳酸酐酶，药物会增加角膜水肿的风险）[5]。局部不良反应包括烧灼感、刺痛、口苦、浅层点状角膜炎、视力模糊、流泪；全身不良反应有头痛、荨麻疹、血管性水肿、瘙痒、乏力、头晕、感觉异常和一过性近视。

（四）α2- 选择性肾上腺素能受体激动剂

包括 0.15%~0.2% 溴莫尼定和 0.5%~1.0% 阿可乐定，通过减少房水生成降低眼压，溴莫尼定还有增加葡萄膜巩膜通路房水外流的作用，降眼压幅度溴莫尼定为 18%~25%，阿可乐定为 25%~35%。禁忌证为口服单胺氧化酶（monoamine oxidase, MAO）抑制剂的患者、儿童（会引起呼吸抑制）、成人体重极低者。局部不良反应包括眼睑后退、结膜苍白、一定程度的瞳孔散大（阿可乐定）、过敏性结膜炎、眼周接触性皮炎、过敏或迟发型超敏反应（阿可乐定＞溴莫尼定）；全身不良反应有口鼻干燥（阿可乐定）、疲劳、嗜睡（溴莫尼定，高空作业等危险行业者慎用），个别患者可能出现血压降低。

（五）Rho 激酶抑制剂

包括 0.02% 奈妥舒迪和 0.4% 瑞舒地尔，通过增加小梁网通路房水外流降低眼压，奈妥舒迪的降眼压机制还包括降低上巩膜静脉压。

奈妥舒迪降眼压幅度为 20%~25%，其局部不良反应包括结膜充血、滴眼部位疼痛、结膜出血、滴眼部位红斑、角膜染色、视力模糊、泪液增多、眼睑红斑；全身不良反应有头痛、鼻部不适、鼻炎、过敏性皮炎、接触性皮炎、苔藓、瘀点、多发性软骨炎、脱屑。

瑞舒地尔降眼压幅度为 20%，其局部不良反应包括结膜充血、结膜炎、睑缘炎、眼部刺激、角膜上皮疾病、眼部瘙痒、眼部感觉异常、眼部分泌物、眼痛、结膜滤泡、眼压升高、接触性皮炎；全身不良反应有胃肠道疾病、头晕、头痛、鼻塞、过敏性鼻炎。

（六）拟副交感神经药物（胆碱能药物）

包括 0.5%~4% 毛果芸香碱，又称匹罗卡品。通过收缩睫状肌，向巩膜突传导张力，牵拉小梁网，促进房水外流降低眼压。降眼压幅度为 20%~25%，为原发性闭角型青光眼（primary angle-closure glaucoma, PACG）解除瞳孔阻滞、激光治疗前后使用。禁忌证为术后炎症、葡萄膜炎、新生血管性青光眼、有发生视网膜脱离风险的患者、痉挛性胃肠道疾病、消化性溃疡、心动过缓、低血压、近期发生过心肌梗死、癫痫、帕金森病。局部不良反应包括因瞳孔缩小和调节性近视导致的视力下降、结膜充血、视网膜脱离、晶状体混浊、加速房角关闭、虹膜囊肿；全身不良反应有肠绞痛，支气管痉挛和头痛。由于该药长期使用会导致睫状肌痉挛、眼内慢性炎症、瞳孔缩小、瞳孔后粘连等，目前已较少使用。该药较为安全，在部分 PACG 患者可长期使用，但药物浓度宜低、用药次数宜少。

（七）高渗剂

包括静脉滴注的 20% 甘露醇、口服的异山梨醇和 50% 甘油等。通过脱水和减少玻璃体体积，使虹膜 – 晶状体平面后移，加深前房，快速降低眼压。静脉滴注的 20% 甘露醇降眼压幅度为 15%~30%，口服的异山梨醇和 50% 甘油降眼压幅度为 15%~20%。主要为急性房角关闭（AAC）发作时抢救用药或眼压较高为尽快降低眼压时应用，不能长期使用。应用时要注意心、肾功能和电解质平衡。禁忌证为心功能衰竭或肾功能衰竭。不良反应包括恶心、呕吐、脱水（特别慎用于糖尿病患者）、排尿增加、低钠血症（严重时可导致嗜睡）、反应迟钝、惊厥、昏迷、可能导致血糖升高、急性少尿性肾功能衰竭、超敏反应。

三、局部抗青光眼药物对眼表健康的影响[1,2]

长期局部使用抗青光眼药物会引起和 / 或加重已存在的眼表疾病（ocular surface disease，OSD），如干眼症、睑板腺功能障碍和慢性过敏反应。OSD 可发生在长期使用抗青光眼药物和 / 或长期接触防腐剂苯扎氯铵（benzalkonium chloride，BAC）之后。BAC 防腐剂与 OSD 的症状体征有很大关联，而且增加滤过手术失败的风险，其副作用呈剂量、时间依赖，尤其是多种药物联合治疗[6]。因此要重视局部抗青光眼药物对眼表的损害，对于长期用药的患者应仔细评估睑缘是否充血、角膜和结膜荧光素染色是否阳性，或泪膜破裂时间是否缩短。应用不含防腐剂或新型防腐剂（不含 BAC）的药物，减少滴眼液的种类（使用固定复方制剂），加用不含防腐剂的人工泪液可减轻眼表损害，对不能耐受局部降眼压药物治疗的患者，可考虑行激光或手术治疗。

对于 OSD，应考虑以下因素：药物的活性成分、防腐剂和赋形剂类型、患者对单剂量小包装滴眼液的接受度及患者的眼表状况。并非所有患者都对防腐剂敏感，也并非所有抗青光眼药物引起的局部不良反应都与防腐剂有关。

四、妊娠期和哺乳期青光眼治疗[1,2]

妊娠期的前三个月很容易受致畸因素的影响，是最敏感的阶段，因此对有生育愿望的育龄期女性青光眼患者，需要对其妊娠前及妊娠期的治疗方案进行讨论。

女性患者妊娠期间继续使用抗青光眼药物，可能对胎儿及新生儿构成潜在风险，这些风险须与母亲可能承受的视力丧失风险相权衡。妊娠期间眼压可能会降低，对某些患者可考虑在严格随访下暂时停药，如必须用药，则应使用最低有效剂量药物，且用药过程中可用泪点封闭等方式减少药物的全身吸收，或选择其他治疗（激光或手术）。

目前没有任何降眼压药物标明可在妊娠期和／或哺乳期使用。妊娠期某些抗青光眼药物是禁忌的，如碳酸酐酶抑制剂，尤其在妊娠期前三个月可能致畸。前列腺素类衍生物可能引起子宫收缩，有发生流产的风险。溴莫尼定可能导致婴儿呼吸暂停，在妊娠后期和哺乳期应避免使用。通常认为 β－受体阻滞剂和毛果芸香碱相对比较安全。哺乳期可以使用前列腺素类衍生物、碳酸酐酶抑制剂和 β－受体阻滞剂。这些药物也是先天性青光眼的婴幼儿药物治疗的首选用药。

目前尚无对照设计良好的妊娠期人体研究结果，因此无法准确预测不良反应的实际发生率，也无法排除对胎儿的任何其他不可预见的不良反应的可能性。

五、青光眼神经保护治疗[1,2]

目前尚无证据支持在青光眼治疗中使用神经保护药物。

六、青光眼患者对治疗的依从性与持续性[1,2]

青光眼是一种慢性进行性疾病，需终生随访治疗。患者对青光眼治疗的配合程度（依从性/持续性），对于有效控制眼压和防止青光眼进展至关重要。

（一）影响青光眼药物治疗依从性的因素

1. 药物因素

药物治疗的费用、不良反应、用药方式复杂。

2. 患者因素

患者生活不稳定、经常旅行、生活中发生重大事件、健忘、伴发其他疾病、对疾病缺乏理解、认识不足、男性患者、病情较轻的患者更不容易坚持治疗。

3. 医生因素

医生缺乏与患者沟通。

（二）如何判断患者的依从性

医生可采用充满同理心的方式提出开放性问题，通过询问患者如何滴眼药，由谁来滴眼药，是否曾忘记滴眼药等，有时可以让患者演示自己滴眼药的手法，来获得依从性方面有用的信息。

（三）如何提高患者的依从性

（1）首先要清楚地告知患者病情，并找到与患者生活方式相适应的治疗方案。

（2）简化滴眼液的使用方案，使治疗方法尽可能简单。

（3）对患者进行宣教、沟通、帮助设置闹钟提醒等。

（4）指导患者如何正确滴眼药。

（5）随访时询问患者是否有药物不良反应，必要时更换药物。

青光眼治疗的目标是保存患者的视功能，改善患者生活质量。早期和中期青光眼患者一般视功能尚可，疾病对其生活质量影响较小；而晚期青光眼，特别是累及双眼的晚期青光眼患者，视功能明显损害，严重影响患者生活质量和身心健康。因此，关注青光眼患者的身心健康，也是青光眼治疗的一个重要组成部分[1]。此外，需要注意的是降低眼压达到目标眼压只是一种治疗手段，而不是最终的治疗目标，过分强调目标眼压而不顾及生活质量的做法是错误的[7]。

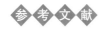

［1］中华医学会眼科学分会青光眼学组，中国医师协会眼科医师分会青光眼专业委员会．中国青光眼指南．2022

［2］欧洲青光眼学会．青光眼相关概念及临床指南（第5版）．2022

［3］van der Valk R，Webers CA，Schouten JS，et al. Intraocular pressure-lowering effects of all commonly used glaucoma drugs：a meta-analysis of randomized clinical trials［J］. Ophthalmology，2005，112（7）：1177-1185.

［4］中华医学会眼科学分会青光眼学组．我国原发性青光眼诊断和治疗专家共识（2014年）［J］.中华眼科杂志，2014，50（5）：382-383.

［5］Casson RJ. Medical therapy for glaucoma：A review［J］. Clin Exp Ophthalmol，2022，50（2）：198-212.

［6］欧阳平波，段宣初.局部用抗青光眼药物对眼表的损伤及预防［J］.中华眼科杂志，2012，48（6）：557-561.

［7］王宁利，乔春艳.从各国青光眼指南谈目标眼压［J］.中华眼科杂志，2014，50（4）：318-320.

（姚宝群）

第四章 青光眼激光治疗规范

激光的物理特性：单色性、方向性、相干性、极化性、亮度构成激光的主要特点。光的生物学效应：光致热效应、光致化学效应、巨脉冲的强电场作用、光致压强作用[1]。

Q开关的ND：YAG激光，可用于虹膜周边切除，主要治疗闭角型青光眼。氩离子激光，用于激光小梁成形术，主要治疗原发性开角型青光眼；也可以用于激光虹膜成形术，也可以联合YAG激光用于闭角型青光眼的虹膜切除术。半导体二极管激光，经巩膜/内窥镜下二极管激光睫状体光凝，用于难治性青光眼，新生血管性青光眼等。

一、激光周边虹膜打孔术

（laser peripheral iridoplasty，LPI）

常用设备：常用激光包括脉冲或Q开关的ND：YAG激光，波长1064nm，是不可见的红外光，也可以氩激光联合ND：YAG激光[2]。

（一）适应证

（1）前房角关闭（可疑原发房角关闭、原发性房角关闭、原发性闭角型青光眼）、眼压升高。

（2）前房角关闭小于180°范围，以静态房角镜下2个或多

个象限可见色素小梁网

（3）PACG 的对侧眼。

（4）无晶状体眼伴有瞳孔阻滞因素。

（5）前葡萄膜炎合并瞳孔闭锁，虹膜膨隆致高眼压的患者[3]。

（二）术前准备

患者在术前一小时内，对于闭角型青光眼激光前连续滴用 1% 毛果芸香碱 6 次，间隔 5min 一次；对于瞳孔阻滞、虹膜炎继发的虹膜粘连瞳孔闭锁所致继发性青光眼则不需要缩瞳准备。在高眼压所致的角膜水肿明显的患者可以局部给予高渗液滴眼减轻水肿或口服乙酰唑胺或醋甲唑胺降低眼压。

（三）激光手术操作流程

给予表面麻醉滴眼剂，充分麻醉后，患者端坐激光机前，与患者充分沟通，将下颌置于裂隙灯下颌托的位置，调整机器位置，使得眼位与目镜平行，嘱患者注视正前方，选择虹膜薄弱隐窝部位，通常选择上方可以被眼睑遮盖的部位，也可以选择下方，避开睑裂的部位，激光能量根据虹膜的厚度适当调整，同时考虑激光机的能量是否存在衰减。激光完成时依照能否看到前房的深度变化以及后房房水进入前房确定是否穿透虹膜组织，应该保证虹膜孔在正常瞳孔大小，甚至瞳孔开大时保持通畅，一般要达到直径 200μm。

日常应用的激光参数：能量 2-6mj，斑：50-70μm，脉冲 1-3，焦点：聚焦虹膜基质，爆破点选择 200，避开任何血管区。

（四）并发症

（1）虹膜出血。

（2）视力一过性下降。

（3）复视炫光。

（4）术后数小时至数日可能会出现眼压升高。

（5）虹膜炎。

（6）角膜上皮或者内皮灼伤。

（7）青光眼急性发作。

较少出现，角膜水肿，虹膜粘连，晶状体损伤。

（五）术后处理

术后给予非甾体抗炎药滴眼 3~7 天，常规监测眼压，根据眼压状况决定降眼压药物的应用。在随访时定期观察房角的改变。

（六）术后合并症的处理

1. 一过性高眼压

术后常见，约术后数小时内出现，给予降低眼压滴眼剂，如 β 受体阻滞剂、α 受体激动剂，或者口服降眼压药物碳酸酐酶抑制剂，如酰唑胺或者醋甲唑胺，在数日内恢复正常。

2. 一过性炎症反应

患者会出现房水闪光，很少出现虹膜粘连，给予非甾体抗炎药滴眼，必要时给予皮质类固醇激素点眼。

3. 术后持续性高眼压

现于房角粘连严重，仅有小部分房角开放者，或者虹膜出血量多，脱落碎屑持续阻塞房角的患者应给予持续的降眼压治疗，效果不显著的患者考虑手术治疗。

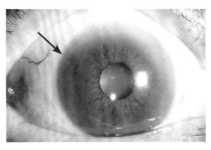

图 4-1　激光周边虹膜打孔患者的眼前节相，虹膜激光孔（红箭头）

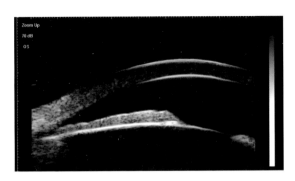

图 4-2　激光周边虹膜打孔前患者的 UBM

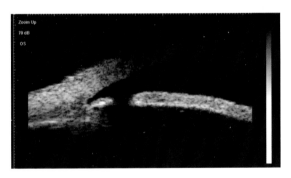

图 4-3　虹膜打孔后患者的 UBM

二、激光周边虹膜成形术

激光周边虹膜成形术（Argon laser peripheral iridoplasty，ALPI）通过烧灼周边虹膜促使虹膜根部基质收缩拉开房角，促进房水引流从而使眼压下降。主要用于高褶虹膜的原发性角型青光眼第二种激光治疗，可结合房角分离手术。

（一）适应证

前房极浅需要做激光周边虹膜打孔者，房角的开角型青光眼拟行激光小梁成形术者，激光周边虹膜术后激光孔通畅但仍然房角关闭的虹膜高褶的患者。

（二）术前准备

患者术前 1h，连续滴用 1% 毛果芸香碱 6 次，间隔 5min。

（三）激光参数

（1）激光常用光致效应激光，如氩激光、二极管激光。

（2）激光设定长时程、低能量、大光斑。

能量：200–400mW；持续时间：0.5s；光斑：250–500μm。

（3）在虹膜根部，间隔 1–2mm，虹膜全周。

光斑数量：360° 范围 20–24 个点。

（四）并发症

（1）角膜损伤，角膜内皮灼伤，角膜水肿。

（2）虹膜炎症反应。

（3）周边虹膜萎缩。

（4）损伤瞳孔，瞳孔变形，造成瞳孔扩大。

（5）眼压一过性升高。

（五）术后处理

术后给予非甾体抗炎药 3–7 天，测眼压，必要时给予降眼压治疗。

三、选择性激光小梁成形术（SLT）

选择性激光小梁成形术是用于治疗原发性开角型青光眼（POAG）的方法，选择性激光小梁成形术可作为 POAG 的首选治疗方法，也可作为部分接受降眼压药物治疗或手术治疗而未达到目标眼压的 POAG 补充治疗方法[4]。

（一）SLT 的特点

（1）对小梁组织局部无热凝固损伤，激光只作用于色素性小梁细胞，不会影响照射区外的色素细胞和其他结构。

（2）不会影响将来抗青光眼手术的效果。

（二）适应证

（1）原发性开角型青光眼或高眼压症。

（2）正常眼压性青光眼。

（3）继发性青光眼：如糖皮质激素性青光眼、玻璃体视网膜手术后高眼压等。

（4）SLT 或 ALT 术后降眼压作用逐渐减弱患者。

（5）色素性青光眼。

（6）假性剥脱综合征。

（三）禁忌证

（1）房角关闭。

（2）新生血管性光眼

（3）葡萄膜炎继发青光眼。

（4）房角后退性青光眼。

（四）激光操作

（1）Q 开关 532 nm 的掺钕钇铝石榴石（Nd：YAG）激光。

（2）激光参数[5][6]

光斑大小：400μm。

脉冲时间：3ns。

能量：一般以下方小梁为标准，从 0.6MJ 能量开始照射小梁组织，依据组织反应程度调整激光能量。调整能量直至在激光烧灼部位出现微小气泡（常称为"香槟泡"），然后以 0.1MJ 为梯度逐渐降低激光能量直至不再见到气泡。对于色素较深的小梁网从较低能量水平开始，例如 0.4MJ。

光斑数量：50-100 个，互不重叠。范围分布于 180-360°。

（五）术前准备

（1）术前进行青光眼的相关检查，尤其应行前房角镜检查，并对小梁网的色素分布和分级进行细致观察。

（2）术前一般不需要特殊用药，为预防眼压急性升高可以给予 α 受体激动剂，毛果芸香碱或者口服乙酰唑胺 / 醋甲唑胺。

（六）术后处理

（1）术后用药

可使用非甾体抗炎药物点眼，每日 3 或 4 次，使用 3-5 天。不建议使用糖皮质激素类眼液，以免影响 SLT 的疗效。

2. 术后眼压

若眼压升高＞5mmHg，可给予或加用局部降眼压滴眼液；若眼压＞30mmHg，可加用全身降眼压药物。3 天后复查眼压，酌情减停药物。

（七）SLT 术后的再次治疗

（1）进行过 SLT 治疗的患者，若降眼压效果减弱或消失，可以尝试行 SLT 再次治疗。

（2）两次治疗间隔时间至少 3 个月。

（3）若初次治疗半侧小梁网，再次治疗时应选择另外半侧小梁网；若初次治疗为全周小梁网，再次治疗时可选择半侧或全周小梁网。

（八）并发症

（1）一过性眼压升高。

（2）炎性反应（轻度）。

（3）角膜内皮损害，角膜内皮表面色素沉着。

（九）影响疗效的因素

（1）治疗前的眼压水平。

（2）治疗后使用的滴眼液。

（3）小梁网色素分级。

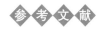

［1］Chan PP, Pang JC, Tham CC. Acute primary angle closure treatment strategies, evidencesandeconomical considerations［J］. Eye（Lond）, 2019, 33（1）: 110–119.

［2］Tham CC, Lai JS, Lam DS, et al. Argon laser peripheral iridoplasty in the management of acute primary angle-closure glaucoma without medications［J］. Ophthalmoloy, 1999, 106: 1042–1043.

［3］Lee JW, Lai JS, Yick DW, et al. Argon laser peripheral iridoplasty versus systemic intraocular pressure-lowering medications as immediate management for acute phacomorphic angle closure［J］. Clin Ophthalmol, 2013, 7: 63–69.

［4］Ansari E. 10-year outcomes of first-line selective laser trabeculoplasty（SLT）for primary open-angle glaucoma（POAG）. Graefes Arch Clin Exp Ophthalmol, 2021, 259（6）: 1597–1604.

［5］Sbeity Z, Gvozdyuk N, Amde W, et al. Argon laser peripheral iridoplasty for topiramate-induced bilateral acute angle closure［J］. J Glaucoma, 2009, 18（4）: 269–71.2014; 32（2）: 159–162.

　　[6]中华医学会眼科学分会青光眼学组.我国选择性激光小梁成形术治疗青光眼的专家共识(2016年).中华眼科杂志2016,52(7):486-489.

(尹则琳)

第五章 青光眼手术治疗规范

第一节　小梁切除术

小梁切除术是青光眼引流手术的经典和支柱，最初的设想是通过切除部分小梁网，将房水通过小梁网断端直接引流到Schlemm管内。但很快就观察到大部分成功的病例都形成了滤过泡，这意味着液体引流是通过结膜下空间发生的。

目前小梁切除术的手术技术与1968年凯恩斯的原始描述非常相似[1]。有一些风格上的变化，如穹窿为基底与角膜缘为基底的结膜瓣的相互转变，三角形或矩形巩膜瓣的选择，巩膜瓣长度和厚度的变化，固定缝线与可调整缝线的结合，丝裂霉素、5-氟尿嘧啶、贝伐单抗和可生物降解的胶原基质植入物等抗瘢痕化药物与产品的应用。

一、适应证

（1）药物或激光治疗无效的患者。

（2）不适合其他方式治疗的患者，或者身边所及的地方没有合适的药物或激光等治疗方法。

（3）药物或激光不能将眼压控制至防止病情进展的目标眼压。

（4）眼压高，病情重的患者，预计药物和激光治疗成功率低的患者，可以首选手术治疗。

二、小梁切除手术过程中的注意事项

（一）麻醉

结膜下或半球后进行利多卡因注射；必
要时给予全身镇静、止疼药物。

（二）结膜切口

（扫描二维码观看视频 5-1）

计划术中应用抗瘢痕药物或是刚接触手术的医生，建议选
择以角膜缘为基底的结膜瓣，防止术后伤口渗漏；患眼结膜囊过
浅或是手术熟练的医生，建议选择以穹隆为基底的结膜瓣。

（三）巩膜瓣

制作前需将巩膜表面筋膜剥离干净且充分止血；制作长
方形或三角形巩膜瓣，约 1/3–1/2 巩膜厚度，分离至透明角膜
内 1mm；注意巩膜瓣不要过小、过薄，否则会造成术后滤过过
强问题。

（四）抗瘢痕化药物与产品应用

1. 丝裂霉素（Mitomycin，MMC）

其直接细胞毒性是通过抑制 DNA 依赖性 RNA 合成而产生
作用；术中棉片浸润浓度为 0.1–0.5 mg/mL，时间为 1–5 min；或
术前进行结膜下注射，浓度为 0.05–0.1 mg/mL，可与 2% 利多卡
因或生理盐水混合。

2. 5– 氟尿嘧啶（5–Fluorouracil，5–FU）

作用在细胞周期的 S 期，抑制胸腺嘧啶核苷酸的合成，从而
抑制 DNA 的合成；术中棉片浸润浓度为 25–50mg /mL，时间为 5
min；或术后结膜下注射，通常剂量为 5mg，加入 0.1–0.5 mL 生理
盐水，特别是对高危患者（既往白内障手术和滤过手术失败）的
滤过泡维持具有效果。

3. 贝伐单抗：通过影响血管形成和成纤维细胞来调节伤口

愈合。

4.可生物降解的胶原基质植入物：Ologen 是美国食品和药物管理局批准的胶原蛋白基质[2]。

（五）前房穿刺

15° 穿刺刀于角膜缘内做一前房穿刺口，避免小梁切除时房水流出过快，以及术毕前注入平衡盐溶液，检查是否渗漏，同时调整眼压，形成前房。

（六）小梁切除及虹膜周边切除

灰线部位平行角膜缘切除 1mm×2mm 长方形小梁组织，剪除小梁组织时，应注意一次全层剪除，避免损伤睫状体及晶状体；周边虹膜切除时，应在轻轻提起虹膜时看到瞳孔缘有轻度移动，手术器械切不可深入前房，且切除范围应大于小梁切除范围，避免术后虹膜前粘，阻塞房水流出通道。

（七）巩膜及结膜缝合

使用 10-0 尼龙线进行间断缝合或进行可拆除调整缝线的缝合，调整缝线具有维持术后前房稳定性、调整眼内压及维护滤过泡功能性等优点；10-0 尼龙线严密缝合结膜组织，必要时需进行筋膜和结膜组织的分层缝合。

（八）前房成形

穿刺口注入平衡盐溶液重建前房，观察前房深度及是否可以维持，这是小梁切除手术结束前的重要步骤。

三、成功率降低的危险因素

（1）年轻。

（2）术前较高的眼内压。

（3）长期多种药物治疗。

（4）术后炎症。

（5）无晶状体眼或曾有过并发症的白内障手术史。

（6）失败的青光眼滤过手术史。

（7）近期内眼手术史（3个月内）。

四、术后并发症

通常分为早期（术后3个月内）和晚期（术后3个月以上）。最可能导致永久性视力丧失的并发症包括：滤过泡炎和与滤过泡相关的眼内炎、脉络膜上腔出血以及持续性低眼压[3]。

（一）滤过泡炎和眼内炎

高危因素包括：薄壁缺血性滤过泡、滤过泡漏、使用抗瘢痕化药物（MMC和5-FU）、年轻、隐形眼镜佩戴、鼻泪管阻塞、间断或长期使用抗生素、可调整缝线，其中最高危险因素是下方角膜缘滤过泡，它具有惊人的高眼内炎发生率。

治疗时应局部和全身多途径给药，广谱抗生素联合皮质类固醇激素进行点眼、结膜下及球周注射治疗。手术治疗推荐玻璃体腔注药及玻璃体切除术，以最快方式清除毒性物质，越过血-眼屏障迅速达到药物有效浓度，术中抽取玻璃体腔液体进行培养，方便后续的靶向治疗，是最快速且有效的手段。

（二）术后浅前房

1. 眼压低的浅前房

（1）滤过过强：检查时可见大而透明的滤过泡，采用棉枕加压包扎的方式，减少房水流出，形成前房。

（2）滤过泡渗漏：术后早期或晚期（数月至数年）均可发生滤过泡渗漏，荧光素染色判断是否存在渗漏及渗漏部位，必要时手术修补。

（3）睫状体脉络膜脱离：超声生物显微镜及眼B超可以帮助诊断。治疗包括：高渗剂脱水、局部及全身应用皮质类固醇激素以减轻炎症反应、睫状肌麻痹剂活动瞳孔，防止虹膜粘连、脉络膜上腔放液加前房注气术帮助前房重建。

2. 眼压高的浅前房

恶性青光眼，又称睫状环阻滞性青光眼，由于晶状体或玻璃体与水肿的睫状环相贴，后房的房水不能进入前房而向后逆流并积聚在玻璃体内或玻璃体后，晶状体－虹膜隔前移，前房明显变浅且眼压升高。

发生的危险因素包括：各种原因导致的前房结构狭小（小角膜、浅前房、大晶体等），前部葡萄膜炎导致的睫状体水肿，一眼出现恶性青光眼时另一眼发生率较高。

治疗时应局部或全身应用降眼压药物，高渗剂使玻璃体腔脱水，睫状肌麻痹剂使晶状体－虹膜隔后移，局部及全身应用皮质类固醇激素减轻炎症反应，手术治疗时建议采用玻璃体切除、晶状体摘除及前房成形等方法联合应用。

（三）包裹性滤过泡

滤过泡局部呈圆顶状凸起，内有增厚的血管状 Tenon 囊，发生在术后 2–8 周。

确定的危险因素包括：男性、氩激光小梁成形术治疗史等。

处理包括针刺 Tenon 囊壁或切开包膜，重建滤过通道。

（四）低眼压

通常被定义为眼压 5–6mmHg 或更低，由于机械作用（受伤）或睫状体炎症或手术部位滤过过强导致。

发生的危险因素包括：抗瘢痕化药物使用、近视等。

处理包括局部及全身应用皮质类固醇激素减轻炎症反应，改善滤过过强状态，迅速纠正低眼压。避免浆液性脉络膜脱离、白内障加速形成、黄斑或视盘水肿及近视散光度数增加，导致短暂或永久性视力丧失。

（五）虹膜睫状体炎

危险因素：陈旧性虹膜睫状体炎、术前眼压较高、手术操作时间长、损伤重等因素。

治疗：局部睫状肌麻痹剂，局部及全身皮质类固醇激素治疗。

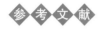

［1］Cairns JE. Trabeculectomy. Preliminary report of a new method. Am J Ophthalmol, 1968, 66: 673‐679.

［2］Chen HS, Ritch R, Krupin T, et al. Control of filtering bleb structure through tissue bioengineering: an animal model. Invest Ophthalmol Vis Sci, 2006, 47: 5310‐5314.

［3］Zahid S, Musch DC, Niziol LM, et al. Risk of endophthalmitis and othe long‐term complications of trabeculectomy in the Collaborative Initial Glaucoma Treatment Study（CIGTS）. Am J Ophthalmol, 2013, 155: 674‐680.

（杨　瑾　王　蕊）

第二节　青光眼引流阀植入术

近年来青光眼引流阀植入手术率逐年上升，已经成为难治性青光眼的首选手术方式。青光眼引流阀有多种类型如Molteno、Baerveldt、Ahmed，在国内获批使用的是Ahmed引流阀。Ahmed引流阀由体部（引流盘）和引流管组成，分为FP7和FP8型，分别适用于成人和儿童[1]。

一、手术原理

Ahmed引流阀的引流管在眼内，引流盘在赤道部的巩膜上，将房水从眼内引流到眼外，达到降眼压的目的。Ahmed引流阀通过弹力膜的限流作用，使眼压不会低于8-10mmHg[2]。

二、手术适应证

各种难治性青光眼如外伤性青光眼、葡萄膜炎继发青光眼、角膜移植术后继发性青光眼、新生血管性青光眼、无晶状体眼或人工晶状体眼性青光眼、滤过手术失败的青光眼、虹膜角膜内皮综合征继发青光眼、继发于视网膜或玻璃体手术后的青光眼[3]。

三、手术步骤[4]

1. 采用局部麻醉或全身麻醉。局部麻醉分为表面麻醉联合结膜筋膜下麻醉、表面麻醉联合球周麻醉、表面麻醉联合球后麻醉等。

2. 首选位置为眼球的颞上方或颞下方，眼球鼻上方由于有上斜肌走行，故一般情况下不作为首选位置。

（扫描二维码观看视频5-2）

3. 可采用透明角膜缝线牵引固定眼球或直肌牵引缝线固定眼球，亦可不固定。

4. 通常沿角膜缘切开结膜，亦可选择在距离角膜缘 5–8mm 处剪开球结膜，钝性分离球筋膜至赤道后球周组织，以利于引流盘植入。

5. 使用电凝或烧灼法止血。

6. 具有高度瘢痕化倾向的患者才使用抗代谢药物。如果使用丝裂霉素 C（mitomycin，MMC），其棉片的使用方法、时间和浓度与小梁切除术相同。浓度一般采用 0.25–0.4mg/mL，时间 1–5min 不等。具体的放置时间和浓度选择，需要根据每例患者术后瘢痕化风险评估而决定。MMC 放置一定时间后，必须完整取出 MMC 棉片，用适量生理盐水冲洗，包括冲洗赤道后球周区域。

7. 青光眼引流阀初始化。将 26G 或 4 号钝针头注射器针头插入引流管口，推注生理盐水或平衡盐溶液以打开引流阀，可见液体流出引流盘即为初始化成功。

8. 将引流盘植入赤道后间隙，使引流盘前端距角膜缘 8–10mm，用 5–0 或 6–0 尼龙线或丝线（建议先预置）穿过引流盘前端的固定孔，将引流盘紧密结扎固定于两条直肌间的巩膜表面。缝线穿过巩膜层间的深度须恰当，过浅易于切割滑脱，过深有穿透巩膜进入眼内的危险。引流盘固定时尽量使引流管的方向垂直于角膜缘。

9. 在透明角膜做前房穿刺口，并注入适量黏弹剂维持和稳定前房。

10. 引流盘固定在巩膜表面后，将引流管末端放置在角膜表面，比量引流管插入前房内的长度，在多预留 2–3mm 处剪断引流管，端部修剪成朝向角膜的斜面。

11. 制作引流管插入穿刺口、插入引流管及放置覆盖物：建议穿刺针应与引流管外径相匹配。引流管插入前房有 3 种方法：

（1）角膜缘直接穿刺联合异体巩膜覆盖法：在角膜缘半透明区穿刺进入前房，针头与虹膜形成 5–10° 夹角插入，退针后将引流管沿穿刺口引入前房，巩膜表面引流管上方覆盖异体巩膜，10–0 尼龙线或 8–0 可吸收线间断缝合 2–4 针。

（2）巩膜瓣下穿刺法：制作以角膜缘为基底的巩膜瓣（1/3 巩膜厚度，大小及形状可根据术者经验确定），在巩膜瓣下角膜缘半透明处穿刺进针入前房，针头与虹膜形成 5–10° 夹角插入，退针后将引流管沿穿刺口引入前房，巩膜瓣覆盖在引流管上，10–0 尼龙线间断缝合 2 针。

（3）角巩膜缘隧道穿刺法：在距离角膜缘后 3–4mm 处浅层巩膜瓣下潜行（建议巩膜瓣 1/3 巩膜厚度，便于观察针尖的走向和位置），到达角膜缘后再转成与虹膜成 5–10° 夹角穿刺进入前房。将引流管插入前房后，可用 10–0 尼龙线或 8–0 可吸收线将引流管固定在浅层巩膜面上 1 或 2 针。

12. 为了防止术后早期滤过过强，可用 8–0 可吸收线结扎引流管，避免术后早期眼压过低，一般术后 1 月缝线吸收。

13. 将结膜瓣牢固缝合。可通过角膜穿刺口放出多余的黏弹剂，调试至眼压适中。

四、手术并发症的预防与治疗[5]

（一）术后早期眼压高

如果前房黏弹剂残留过多引起，可以从角膜侧切口放出少量黏弹剂；也可能由于引流管结扎过紧引起。

（二）术后后期眼压高

1. 由于引流盘周纤维瘢痕化或纤维包裹形成，为防止术后引流盘周纤维包裹，要早期按摩眼球，还可以行引流盘周围包裹泡的针刺分离联合 5- 氟尿嘧啶或丝裂霉素注射。

2.引流管阻塞，常见的阻塞物有渗出膜、血膜、硅油滴、虹膜，对于渗出膜给予皮质类固醇激素抗炎治疗；药物治疗促进血膜吸收；硅油眼引流管应放置在颞下位置，即使有硅油滴残留也位于前房上方，避免阻塞引流管；虹膜阻塞引流管可以用 YAG 激光或手术治疗，解除阻塞。

（三）术后低眼压、浅前房、脉络膜脱离

常见原因

（1）滤过过强、或插管进入前房处渗漏；

（2）睫状体上腔渗漏、脉络膜脱离，多见于 MMC 浓度过高、时间过长、炎症反应、原发病如糖尿病视网膜病变血管渗透性较强，术前长期高眼压到术后低眼压，血管渗透性增强。

处理方式包括：加强局部、全身抗炎治疗、睫状肌麻痹剂治疗，必要时采取脉络膜上腔放液术。

（四）引流管暴露[6]

一般需手术治疗，用异体巩膜覆盖引流管，修复结膜。

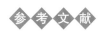

［1］中华医学会眼科学分会青光眼学组，中国医师协会眼科医师分会青光眼专业委员会 . 中国青光眼指南［M］. 2022.

［2］European Glaucoma Society.European Glaucoma Society Terminology and Guidelines for Glaucoma，5th Edition.Br J Ophthalmol，2021 Jun，105（Suppl 1）：1-169.

［3］Pereira ICF，van de Wijdeven R，Wyss HM，et al. Conventional glaucoma implants and the new MIGS devices：a comprehensive review of current options and future directions.Eye（Lond），2021 Dec，35（12）：3202-3221.

［4］Aref AA，Gedde SJ，Budenz DL. Glaucoma Drainage Implant Surgery.Dev Ophthalmol，2017，59：43-52.

［5］Ivano Riva，Gloria Roberti，Francesco Oddone，et al. Ahmed glaucoma valve implant：surgical technique and complications. Clin Ophthalmol，2017，11：357-367.

［6］Lun KW，Chew PTK，Lim DKA .Glaucoma drainage implant exposure：A review of aetiology，risks and repair considerations. Clin Exp Ophthalmol，2022 Sep，50（7）：781-792.

（鞠　宏）

第三节　睫状体分泌功能减弱手术

一、经巩膜睫状体光凝术
（Transcleral Cyclophotocoagulation，TCP）

是一种降低眼压的有效方法，通常在药物治疗和滤过手术失败后进行。对于严重青光眼，如新生血管性或外伤性青光眼，通常伴有其他终末期疾病和明显的视力丧失，TCP 是一个有价值的选择。

（一）分类

临床上用于 TCP 的激光有两种：Nd：YAG 激光和二极管激光（图 5-3-1）。聚焦中心通常选择在角膜缘后 1–1.5mm，避开 3 点、9 点方位，避免损伤睫状后长动脉。适当用力向下压陷巩膜，有利于激光能量的传导。

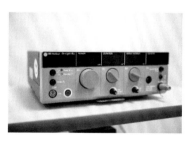

图 5-3-1　二极管激光器

（二）麻醉

由于激光能量造成痛苦，并且可能持续有术后疼痛，术前应用2%利多卡因和0.75%布比卡因的1∶1混合物进行球后注射,局部也可使用丙帕卡因或丁卡因滴眼。

（三）作用机制

（1）通过热效应诱导睫状体色素上皮细胞凝固性坏死,减少房水分泌。

（2）避免周围结构发生损伤的同时,增加睫状体和巩膜对房水的通透性,增强葡萄膜巩膜流出通路[1]。

（3）睫状体光凝后收缩,虹膜根部被向后牵拉,减少了小梁网阻塞,同时加深前房。

（四）适应证

（1）联合多种药物治疗或已接受手术治疗,眼压仍不能控制。

（2）视功能丧失伴胀痛,为避免眼球摘除的绝对期青光眼。

（3）眼压难以控制(如恶性青光眼),或有高危并发症,用于临时降低眼压,待眼部情况稳定后,再进行其他手术治疗。

（五）并发症

疼痛、葡萄膜炎、IOP尖峰[2]、色素播散[3]、无张力瞳孔、前房积血、玻璃体出血、白内障进展、晶状体半脱位、坏死性巩膜炎[4]、视力下降、交感性眼炎[5]等。

低眼压[6](0–25%)和眼球萎缩[7](0–9.9%)的发生并不少见。术前高眼压、治疗范围、新生血管性青光眼[8]是低眼压和眼球萎缩发生的危险因素。在81只不同类型的继发性青光眼中,新生血管性青光眼患者出现低眼压(10%)和眼球萎缩(5.0%)等严重并发症的风险较高。

另一个常见的并发症是视力从基线下降两行或两行以上。Rotchfor等[9]研究了TCP治疗青光眼对视力≥20/60患者视功能的影响。在5年的随访中,Snellen视力表下降两行或两行以上的患者为 30.6%，不变或视力提高的患者为 67.3%。视力丧失与总治疗剂量、初始视力无关，很难确定视力丧失是治疗所致还是青光眼自然发展所致。

（六）有效性

18~24 个月的手术成功率为 60%~70%；复治率在 35%~60% 之间；持续性术后疼痛患者占 15%[10, 11]。治疗前眼压水平、患者年龄、难治性青光眼类型、既往手术史、男性和色素沉着等因素都会对治疗结果产生影响[12]。

Schlote 等[13]发现治疗的成功（5mmHg ＜ IOP ＜ 21mmHg）取决于青光眼的类型，原发性开角型青光眼（89.5%）、新生血管性青光眼（86.7%）和炎症性青光眼（75.0%）的成功率较高，而先天性或幼年型青光眼（62.5%）、外伤性青光眼（57.1%）和无晶状体青光眼（57.1%）的结果相对较差。Lai 等[14]评价了 TCP 作为既往激光周边虹膜打孔术治疗后药物仍无法控制的慢性闭角型青光眼的主要手术治疗效果，平均眼压由 36.4mmHg 降至 18.7mmHg，无严重并发症发生。

TCP 治疗中，色素多的眼睛似乎需要更低的能量水平[15]，年轻患者效果差于老年患者。在 Kirwan 等[16]的研究中，72% 难治性儿童青光眼的 IOP 降低（IOP ＜ 22mmHg 或 IOP 下降 ＞ 30%），尽管 62% 的患者需要反复治疗。

二、内窥镜睫状体光凝术

（Endoscopic Cyclophotocoagulation，ECP）

属于青光眼微创手术的一种，在内窥镜直视下将睫状突作为消融的靶组织，精确控制激光能量、部位及消融范围，降低眼压的同时减少附带损害和不良事件。无论是单独应用，还是作为联合白内障超声乳化的辅助术式，对于各阶段青光眼的临床治疗,均有较强的实用性。

（一）作用机制

通过集光源（175 W 氙气光源）、成像（氦氖激光瞄准光束）及激光（810nm 二极管）三合一体的内窥镜探头精确消融睫状突,使非色素上皮破坏及色素上皮结块,达到减少房水生成目的（图 5-3-2）。没有明显的结构破坏或附带损伤,睫状上皮连续,大血管完整[17]。

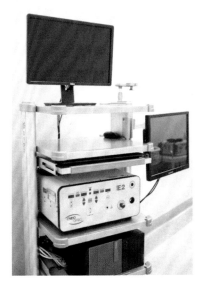

图 5-3-2　内窥镜激光器主机及显示器

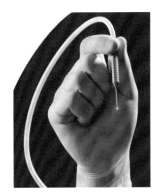

图 5-3-3　手持激光探头

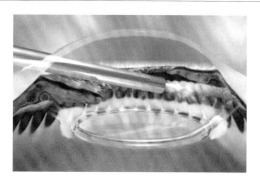

图 5-3-4　内窥镜激光探头在可视状态下直接
对准睫状突，精确定位

（二）适应证

（1）药物难以控制眼压，或不能耐受药物，或传统滤过手术后失败，或其他手术并发症风险高的轻、中、重度青光眼患者。

（2）可在人工晶状体或无晶状体眼中单独施行，或与白内障摘除手术联合施行。

（3）可与其他微创青光眼手术（micro-invasive glaucoma surgery，MIGS）相结合，如小梁切开术或 iStent 植入术，通过减少房水产生和增加房水流出达到联合降低眼压目的。

（三）禁忌证

（1）剥脱性青光眼患者由于睫状体上的纤维物质积聚，降低了激光作用[18]。

（2）炎症性眼病史患者术后可能会出现明显炎症反应，或黄斑囊样水肿，或低眼压的风险。

（3）有晶状体的患者，手术操作存在困难，可能导致晶状体悬韧带损伤或白内障进展。

（四）治疗过程中的注意事项

1. 切口位置

（1）角膜缘切口。

（2）睫状体平坦部巩膜切口。

2. 切口数量

（1）单个切口可完成约 270° 范围睫状突。

（2）如果需进一步降低 IOP，可以在距离初始切口 180° 位置做第二切口，可完成 360° 范围治疗。

3. 内窥镜探头位置

（1）探头放置的最佳位置是保持 6–7 个睫状突始终处于视野中。

（2）瞄准一个睫状突，发射激光至其收缩、变白。

（五）并发症

1. 较少见灾难性并发症，如：低眼压，眼球萎缩。

2. 常见并发症，如：纤维蛋白反应（24%）、前房积血（12%）和黄斑囊样水肿（10%）、少数视网膜脱离或脉络膜脱离[19, 20]。

（六）有效性

Clement 等人[21]的一项回顾性研究，观察了 59 例青光眼患者接受 Phaco/ECP 联合治疗的预后。1 年后，IOP 从术前 2.7 种药物的 21.1mmHg 降至术后 1.5 种药物的 16.1mmHg，同时视力显著改善。将 IOP 降低 > 20% 且 IOP 为 6–21mmHg 定义为手术成功，其中 55.5% 的患眼获得了成功，且随着基线 IOP 的升高和年龄的增长，IOP 降低的幅度更大。

Francis 等人[22]对手术失败且 IOP 失控的 25 眼进行前瞻性研究。360° ECP 治疗 1 年后，平均 IOP 从 24.0mmHg 降低到 15.4mmHg，使用药物从平均 3.2 种减少到 1.5 种。将手术成功的定义为 IOP 降低 3mmHg 或更多，且 IOP < 21mmHg，88% 的患

眼获得成功。2年时保持稳定，无严重并发症。

（七）内窥镜的辅助用途

1.可视化前房角

内窥镜指导下进行房角分离术或置入支架。

2.可视化睫状沟

评估晶状体囊膜及悬韧带，评估睫状体萎缩及牵拉，评估人工晶状体与虹膜睫状体的位置，调整并解除摩擦导致的慢性炎症。

三、超声睫状体成形术
（Ultrasound Cyclo Plasty，UCP）

利用高强度聚焦超声作用于睫状体，通过超声热能消融产生房水的睫状体上皮细胞，减少房水的产生，从而达到降低眼压的目的（图5-3-5）。

2021年，欧洲青光眼学会（EGS）发布了第5版青光眼指南，指出当滤过性手术或青光眼引流装置失败的情况下，针对难治性青光眼，推荐高强度聚焦超声睫状体成形术。

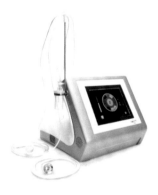

图5-3-5 UCP主机

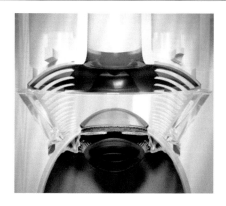

图 5-3-6　UCP 探头精确定位全周睫状体，
可根据要求作用于对应位置睫状体

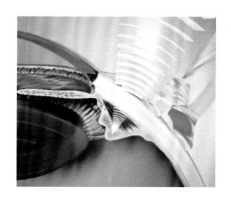

图 5-3-7　超声热能消融产生房水的睫状体
上皮细胞，减少房水的产生

（一）适应证

（1）由于手术高风险已使用最大剂量降眼压药物治疗的中期及终末期青光眼患者。

（2）不同程度、不同类型的青光眼患者：开角型青光眼，闭角型青光眼，继发性青光眼等。

（3）已进行其他方式的手术治疗，或是重复治疗的患者。

（二）禁忌证

（1）增加术后低眼压、脉络膜脱离、黄斑水肿、瞳孔扩大等并发症风险的眼部禁忌证，包括葡萄膜炎、脉络膜血肿、黄斑病变、无晶状体眼、黄斑水肿、正常眼压性青光眼、视网膜脱离、炎性滤过泡等。

（2）超声无法根据清晰的眼解剖和／或眼表结构，而精确定位到睫状体的眼部禁忌证，包括滤过手术后突出的滤过泡、突起眼表的引流阀／管、睑裂过窄、眼球凹陷、白到白距离＞13.4mm、巩膜过薄、甲状腺眼病及眼部肿瘤／感染等。

（三）双重作用机制

1. 重塑睫状体结构

通过超声热效应作用于部分睫状体，不伤及周围组织，温度上升可控且组织吸收剂量可量化。治疗后，使产生房水的双层睫状体上皮细胞层被移除，减少房水生成。

2. 开放葡萄膜巩膜通道

治疗后，可观察到巩膜睫状体之间有通路打开，增加房水的外流。

（四）治疗过程中的注意事项

1. 术前

（1）根据适应证选择合适的患者。

（2）维持降眼压治疗，加用适当的抗炎治疗。

（3）通过精确测量的白到白距离，确定探头的尺寸。

2. 术中

（1）麻醉方式：球后麻醉，阻滞睫状神经节，给予充分时间使麻药浸润；全身给予适量镇静、止疼药物；术后可佩戴止疼泵，持续缓解疼痛。

（2）精确定位，定位环居中，无倾斜，且通过负压吸引测试。焦域处：温度快速升至（60~85℃）；焦域前后组织：没有加热，没有损伤。

（3）非精确定位，可能增加如下风险：虹膜损伤（瞳孔扩大，瞳孔扩张，虹膜烧伤）；角膜损伤（散光，视力下降，角膜混浊）；晶状体损伤（白内障）；损伤对侧的视网膜及脉络膜周边；潜在造成治疗有效性不足。

3. 术后

（1）术后治疗：自术后首日维持降眼压治疗至术后 2 个月（除非 IOP < 10mmHg），2 月后依据 IOP 水平调整降眼压治疗方案；皮质类固醇药物进行局部抗炎治疗，也可考虑使用非甾体类抗炎药或糖皮质激素替代制剂（氟米龙等）；必要时给予睫状肌麻痹剂治疗一周（阿托品 / 托品酰胺），减轻炎症反应同时减轻疼痛。

（2）术后随访：术后 7 天、1 月及 3 月进行随访，因大部分并发症见于术后 3 个月内，出现并发症时，应依据情况缩短随访时间间隔。

（五）潜在不良反应

没有严重并发症（如眼球萎缩、白内障或者持续性低眼压）发生。包含 7 项临床研究[23-27]，251 例患者数据的荟萃分析结果显示，潜在不良反应常发生在术后三月内，且为一过性（表 5-3-1）。已发表的一项研究综合分析了 1309 眼的术后并发症数据，显示 UCP 具有良好的安全性，并发症大多在术后 30 日内自行或经治疗后恢复，未出现眼球萎缩的报道，并且多次重复治疗，不增加并发症风险[28, 29]。

表 5-3-1　包含 7 项临床研究 251 例患者 UCP 并发症的荟萃分析

并发症	251 例患者
视力降低（＞2 行）	6 例
一过性黄斑水肿	4 例
角膜擦伤 - 上皮缺损	4 例
低眼压伴脉络膜脱离	3 例
散光	3 例

（六）有效性

1. 眼压下降稳定

综合分析 2017-2019 年公开发表的多项研究[28-34]，以眼压下降幅度 ＞ 20%，最终眼压 ＞ 5mmHg 为治疗成功的标准，累计随访观察 557 名患者 12 个月后，治疗成功率为 70%-80%，眼压下降 35%-50%，其中 104 名患者已到 3 年随访时间，治疗成功率 55%，眼压下降 46%。

2. 疼痛感降低

相比睫状体光凝与冷凝手术，UCP 术后一天眼部疼痛即有明显缓解，随着时间的推移，疼痛评分持续降低[35]。另一项研究也显示 UCP 患者术后第 1 天、第 7 天、第 1、2、3、6 个月的平均疼痛评分较术前显著下降[36]。

3. 有效性高

已发表的临床研究显示，重复治疗可提高手术的整体疗效[28、29]。针对难治性青光眼（40 眼），50% 患者进行了 2 次治疗，30% 患者进行了 3 次治疗，12 个月随访治疗成功率高达 85%（在接受治疗 4 个月后眼压 ≤ 21mmHg 并 ＞ 5mmHg）[28]。

四、睫状体冷凝术

通过冻结毁损睫状体，同时破坏角膜神经而降低角膜敏感性，从而达到降低眼压和减轻疼痛的目的[37, 38]（图 5-3-8）。

（一）作用机制

（1）通过冷冻的方式，当睫状体上皮细胞内部达到 –15℃ 以下时形成冰晶，持续 30s 甚至更长的时间，造成细胞的永久性损伤，直接减少房水生成。

（2）还可导致睫状体小血管闭塞、坏死，致使组织缺血，这是导致体液合成减少的另一种机制[39, 40]。且这是一种逐渐发展积累的损伤，所以相应眼压的下降也需要一定的时间及过程。

（3）破坏角膜神经，缓解疼痛。

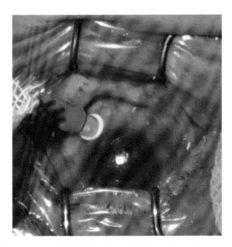

图 5-3-8　低温探头的尖端直径一般为 2-5mm，能够达到 –60℃——80℃ 的温度，将低温探头尖端的前缘放置在距角膜缘约 1-5mm 处

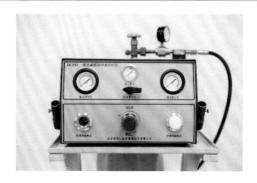

图 5-3-9　睫状体冷凝器主机

（二）适应证

滤过手术或其他青光眼手术有很高的失败风险，或已经反复失败，或由于高并发症风险不可行时，特别是在视功能已经明显受损时，使用睫状体冷凝术。

（三）手术注意事项

（1）快速冷冻并缓慢自然解冻，可以产生最大限度的细胞死亡。

（2）年轻患者比年长患者需要更多的冷冻点。

（3）宁可冷冻不够，不要冷冻过度，避免眼球痨的危险。

（4）术后 24 小时，患者会感到剧烈疼痛，可止疼泵静脉给药或口服强效止痛药。

（5）至少需要 4 周后才能判断最终的降压效果。

（四）并发症

（1）一过性高眼压。

（2）葡萄膜炎。

（3）前房出血。

（4）低眼压及眼球痨。

（5）眼压回升。

冷冻消融区范围扩大而对邻近的小梁网造成损害，随着时间推移，小梁房水排出功能损伤可能导致手术失去其效果，特别是伴有的睫状体上皮再生可以部分恢复房水生成的作用。

［1］Schlote T, Derse M, Rassmann K, et al. Efficacy and Safety of Contact Transscleral Diode Laser Cyclophotocoagulation for Advanced Glaucoma［J］.Journal of Glaucoma, 2001, 10（4）: 294-301.

［2］Contreras I, Noval S, Gonza ́lez Mart ı ́n-Moro J, et al. IOP spikes following contact transscleral diode laser cyclophotocoagulation. Arch Soc Esp Oftalmol 2004; 79: 105－109.

［3］Hossain P, Ghosh G, Vernon SA. Assessing the 'cyclodiode G-probe' using a grey scale test: reproducibility and differences between probes. Eye 2003; 17: 167－176.

［4］Shen SY, Lai JS, Lam DS. Necrotizing scleritis following diode laser transscleral cyclophotocoagulation. Ophthalmic Surg Lasers Imaging 2004; 35: 251－253.

［5］Kumar N, Chang A, Beaumont P. Sympathetic ophthalmia following ciliary body laser cyclophotocoagulation for rubeotic glaucoma. Clin Exp Ophthalmol 2004; 32: 196－198.

［6］Nabili S, Kirkness CM. Trans-scleral diode laser cyclophoto-coagulation in the treatment of diabetic neovascular glaucoma. Eye 2004; 18: 352 - 356.

[7] Iliev ME, Gerber S. Long-term outcome of trans-scleral diode laser cyclophotocoagulation in refractory glaucoma. Br J Ophthalmol 2007; 91: 1631 - 1635.

[8] Leszczyn'ski R, Gierek-Lapin'ska A, Formin'ska-Kapus'cik M. Transscleral cyclophotocoagulation in the treatment of secondary glaucoma. Med Sci Monit 2004; 10: CR542 - CR548.

[9] Rotchford AP, Jayasawal R, Madhusudhan S, et al. Transscleral diode laser cycloablation in patients with good vision. Br J Ophthalmol 2010; 94: 1180 - 1183.

[10] Yildirim N, Yalvac IS, Sahin A, et al. A comparative study between diode laser c yclophotocoagulation and theAhmed glaucoma valve implant in neovascular glaucoma: a long-term follow-up. J glaucoma 2009; 18: 192-196.

[11] Vernon, S. A et al. Diode laser cycloablation in adult glaucoma: long-term results of a standard protocol and review of current literature. Clin Experiment Ophthalmol. 2006 ; 34: 411-420.

[12] Zhang SH, Dong FT, Mao J, et al. Factors related to prognosis of refractory glaucoma with diode laser transscleral cyclophotocoagulation treatment.Chin Med Sci J 2011; 26: 137 - 140.

[13] Schlote T, Derse M, Rassmann K, et al. Efficacy and safety of contact transscleral diode laser cyclophotocoagulation for advanced glaucoma.J Glaucoma 2001; 10: 294 - 301.

[14] Grueb M, Rohrbach JM, Bartz-Schmidt KU, et al. Transscleral diode laser cyclophotocoagulation as primary

and secondary surgical treatment in primary open-angle and pseudoexfoliative glaucoma. Long-term clinical outcomes. Graefes Arch Clin Exp Ophthalmol 2006; 244: 1293 - 1299.

［15］Kaushik S, Pandav SS, Jain R, et al. Lower energy levels adequate for effective transscleral diode laser cyclophotocoagulation in Asian eyes with refractory glaucoma. Eye 2008; 22: 398 - 405.

［16］Kirwan JF, Shah P, Khaw PT. Diode laser cyclophotocoagulation: role in the management of refractory pediatric glaucomas. Ophthalmology 2002; 109: 316 - 323.

［17］Alvarado J, Francis BA. Characteristics of ciliary body lesions after endoscopic and transscleral laser cyclophotocoagulation. New Orleans, LA: Poster at the American Academy of Ophthalmology Meeting; 1998.

［18］Francis BA, Kwon J, Fellman R, Noecker R, Samuelson T, Uram M, et al. Endoscopic ophthalmic surgery of the anterior segment. Surv Ophthalmol 2014; 59: 217-31.

［19］Murthy GJ, Murthy PR, Murthy KR, et al. A study of the efficacy of endoscopic cyclophotocoagulation for the treatment of refractory glaucomas. Indian J Ophthalmol. 2009; 57(2): 127-32.

［20］Lima FE, Magacho L, Carvalho DM, et al. A prospective, comparative study between endoscopic cyclophotocoagulation and the Ahmed drainage implant in refractory glaucoma. J Glaucoma. 2004; 13(3): 233-7.

［21］Clement CI, Kampougeris G, Ahmed F, et al. Combining phacoemulsification with endoscopic cyclophotocoagulation to manage cataract and glaucoma. Clin Experiment Ophthalmol 2013; 41: 546-51.

［22］Francis BA，Kawji AS，Vo NT，et al. Endoscopic cyclophotocoagulation（ECP）in the management of uncontrolled glaucoma with prior aqueous tube shunt. J Glaucoma 2011；20：523-7.

［23］Florent，Aptel，Caroline，et al.Treatment of refractory open-angle glaucoma using ultrasonic circular cyclocoagulation：a prospective case series［J］.Current Medical Research and Opinion，2014.

［24］Denis P，Aptel F，Jean-François Rouland，et al.Cyclocoagulation of the ciliary bodies by high-intensity focused ultrasound：A 12-month multicenter study［J］.Investigative Ophthalmology & Visual Science，2015，56（2）.

［25］Shlomo M，Modi G，Daniel C，et al.High-intensity focused ultrasound treatment in refractory glaucoma patients：results at 1 year of prospective clinical study［J］.European Journal of Ophthalmology，2015，25（6）：483-9.

［26］Aptel F，Denis P，Rouland J F，et al.Multicenter clinical trial of high - intensity focused ultrasound treatment in glaucoma patients without previous filtering surgery［J］.Acta Ophthalmologica，2016：n/a-n/a.

［27］Denis P .Clinical Research of Ultrasound Ciliary Plasty and Implications for Clinical Practice［J］.European Ophthalmic Review，2016，10（2）：108.

［28］De Gregorio A et al. Safety and ecacy of multiple cyclocoagulation of ciliary bodies by high-intensity focused ultrasound in patients with glaucoma, Graefes Arch Clin Exp Ophthalmol，2017

［29］Prof. Jean, Prof. Florent Aptel, Glaucoma treatment with High Intensity Focused Ultrsound Results at 3 years for a population of104patients, 125th SFO Congress-12May2019-Paris

［30］Deb N et al. Application of high intensity focused ultrasound for treatment of open-angle glaucoma in Indian patients. Indian J Ophthalmol 2018 Apr; 66（4）: 517-523

［31］Giannaccare G, et al. Ultrasound Cyclo-Plasty in Patients with Glaucoma : 1-Year Results from a multicentre Prospective Study. Ophthalmic Res 2019; 61（3）: 137-142

［32］Torky MA et al. Phaco-UCP versus phacoemulsification alone for management of coexisting cataract and open angle glaucoma: a randomized clinical trial. BMC Ophtha（2021）; 21: 53

［33］Marques RE et al. High-Intensity focused ultrasound for Glaucoma: 1-year results from a prospective pragmatic study. Eye（Lond）, 2020 Apr 21

［34］Figus M et al. Ultrasound Cyclo Plasty for treatment of surgery naïve Open Angle Glaucoma patients. Interim Results at 1 year of a prospective Multicenter Clinical Trial. 13th EGS Congress Fortezza da Basso, Florence, Italy 19/22 May 2018

［35］曹伟倩, 刘贺婷, 许育新, 等. 三种睫状体破坏性手术降眼压的临床效果比较［J］. 中华眼外伤职业眼病杂志, 2021, 43（5）: 339-345.

［36］Wang, T., Wang, R., Su, Y. et al. Ultrasound cyclo plasty for the management of refractory glaucoma in chinese patients: a before-after study. Int Ophthalmol 41, 549-558（2021）.

［37］Caprioli J, Strang SL., Spaeth GL., et al.Cyclocryotherapy in the Treatment of Advanced Glaucoma.Ophthalmology 1985；92（7）：947-954.

［38］Pham-Duy T.Cyclocryotherapy in chronic glaucoma. Fortschr Ophthalmol 1989；86：214-220.

［39］Benson MT，Nelson ME.Cyclocryotherapy：a review of cases over a 10-year period.Br J Ophthalmol 1990；74（2）：103-105.

［40］Michelessi M，Bicket AK，Lindsley K.Cyclodestructive procedures for non-refractory glaucoma.Cochrane Database Syst Rev 2018；4（4）：CD009313.

（杨　瑾　王　蕊）

第四节　微创青光眼手术

近年来随着医疗技术的进步，青光眼手术逐渐向微创模式发展。微创青光眼手术（micro-invasive glaucoma surgery，MIGS）定义为采用或不采用眼内植入装置，在对睫状体、巩膜或结膜等眼组织造成最小破坏性操作的情况下改善房水流出和/或减少房水生成从而降低眼压[1]。与传统手术相比微创青光眼手术应具备以下特点[2]：

（1）青光眼手术中可在内窥镜或房角镜等光学照明仪器的辅助下实现手术入路开口小、创伤恢复时间显著缩短的目的。

（2）利用眼组织自身的潜在腔隙作为手术通道，包括结膜下间隙、Schlemm 管管道系统、前房及睫状体上腔等，最大程度地减少手术所造成的组织损伤。

（3）手术并发症较少。

（4）术后对患者的管理方法相对简单。

一、微创青光眼手术的分类

微创青光眼手术根据作用机制主要分为四种类型（表 5-4-1）[3]：①增加小梁网、Schlemm 管途径房水排出的；②增加脉络膜、巩膜途径房水排出的；③建立结膜下外引流通路。④减少房水生成。近年来国内王宁利教授首创了微创内路 3T 手术、梁远波教授首创了穿透性 Schlemm 管成形术（Penetrating Canaloplasty，PCP）。以下介绍几种应用较多的微创青光眼手术。

表5-4-1 依据不同作用机制的中国微创青光眼手术推荐分类

手术路径	增加房水引流		减少房水生成
	Schlemm管途径	非Schlemm管途径	
内路	房角分离/房角成形术(GSL/VGP) -房角镜指导下房角成形术(GAAP) 内路Schlemm管切开术 -KDB内路小梁网切开术 -TMH内路小梁切开术(120°或240°) -房角镜下微导管/缝线辅助的180°或360°内路小梁切开术(GATT) 小梁消融术	Xen青光眼引流管植入术	内窥镜直视下睫状体光凝术(ECP)
外路*	内路Schlemm管成形术 -微导管辅助下的内路Schlemm管成形术(Abic) -微创内路3T手术(Trabeculotome, Tunneling, 3T) 外路Schlemm管成形术 -微导管辅助下的外路Schlemm管成形术(CP) -接力缝线引导下的微导管辅助外路Schlemm管成形术(ReSGu CP) -穿透性Schlemm管成形术(PCP)	InnFocus引流管植入术	微脉冲经巩膜激光治疗(MPTLT) 超声睫状体成形术(UCP)
对泵功能影响	小梁网泵功能保留或增强	—	—

注:* 此处外路手术是指借用巩膜瓣道实现房水引流,而非经过巩膜瓣引流入结膜下的相关手术方式;—:无影响。

二、房角分离术

（一）手术原理

用粘弹剂或用劈核钩类似的器械机械性钝性分离粘连在房角上的虹膜组织，重新开放房角，以增加房水外流、降低眼压[4]。

（二）手术适应证

适用于各种需要进行房角分离的青光眼，如原发性闭角型青光眼。

（三）手术禁忌证

角膜条件差，例如严重老年环，无法看清房角结构者。

（四）手术步骤

可在房角镜下或内窥镜下操作。劈核钩类似器械从角膜缘切口进入对侧房角，轻压虹膜根部，分离粘连的房角，直到暴露下 2/3 功能小梁网及巩膜嵴。由于眼球鼻侧和下方的集液管系统分布更为充沛，首选鼻侧或下方做房角分离。如果用普通手术房角镜，首选眼球颞侧或上方做切口，切口对侧做房角分离，也可以借助全视野房角镜，完成 360° 房角分离。房角分离范围目前尚无定论，可根据患眼病情确定。

（五）手术并发症

虹膜根部损伤、前房积血、房角虹膜重新粘连、眼压回升。

三、房角分离联合房角切开

近年来临床研究表明白内障超声乳化吸除联合人工晶状体植入联合房角分离或房角切开术，在中晚期原发性闭角型青光眼合并白内障的治疗中具有良好的疗效及安全性。房角镜下完成房角切开：用房角切开刀（Kahook 双刃刀小梁网切除器、谷户钩、视网膜刮钩、显微玻璃体视网膜刀、头端折弯后的 25G 或 26G 针头），经角膜主切口进入前房，在房角镜辅助下对房角分离后的房角进行 Schlemm 管内壁的切开[5]。

四、KDB 刀内路小梁切除术

（一）手术原理

Kahook 双刃刀（Kahook dual blade，KDB）小梁网切除器是由美国科罗拉多大学医学院 Kahook 教授研发的专用于切除小梁网的一次性手术刀。Schlemm 管及其邻管组织以及远端外流组织被认为是房水外流阻力的主要位置。理论上，切开或切除小梁网可降低阻力，进而降低眼压。KDB 内路小梁切除术是在手术中，在房角镜直视下，用特制的 KDB 刀切开并去除掉小梁网组织，与切开小梁网相比，它能更彻底地清除组织，以获得眼压的持续性降低。文献证实，KDB 内路小梁切除术在青光眼的降眼压治疗中，展现了初步的有效性和安全性[6]。

（二）手术适应证

原发性开角型青光眼、青少年型青光眼、部分先天性青光眼（单纯小梁发育异常）、继发性开角型青光眼（如剥脱性青光眼、色素性青光眼、皮质类固醇激素性青光眼）、闭角型青光眼（联合白内障手术和房角分离术）。

（三）手术禁忌证

新生血管性青光眼、活跃的葡萄膜炎继发青光眼、巩膜静脉压升高、眼压 < 10mmHg 的正常眼压性青光眼。

（四）手术步骤

在颞侧或上方做透明角膜切口，使用黏弹剂维持前房稳定，提高手术视野的清晰度。转动患者的头部远离手术者的方向 30°~45°，调整显微镜的方向向术者倾斜 30°~45°。用非主导手将房角镜放置在角膜上，然后将双刃刀通过透明角膜切口进

（扫描二维码观看视频 5-4-1）

入到前房。双刃刀的尖端用于进行小梁网穿刺，刀的足跟部分置于 Schlemm 管内，抵住内壁。将器械沿 Schlemm 管顺时针或逆时针方向推进。可以看见条状的小梁网组织漂浮在房水中，且 Schlemm 管的外壁已经暴露。小梁网应最少切除 90° ~120° ，撤出双刃刀，漂浮的小梁网组织用眼内镊取出或用注吸手柄吸除。

（五）手术并发症[7]

集液管血液反流导致前房出血、术后眼压高峰、周边虹膜前粘连、睫状体脱离。反流性出血可证明成功地进行了小梁网的切除，几乎是无法避免的并发症。由于反流性出血在眼压较低时会加重，提高眼压有助于止血。其次发生较多的是虹膜及前房角损伤，尤其是前房角损伤，在学习 KDB 内路小梁切除术初期较易发生。术后为避免虹膜前粘连，需继续使用缩瞳剂。

五、XEN 凝胶植入术

（一）手术原理

XEN 引流装置是由猪胶原与戊二醛交联而成的亲水明胶材料制成的永久性柔软微型引流管，通过连通前房与结膜下间隙，再造结膜下房水流出通道，促进前房房水排出，达到降低眼压的效果，手术损伤小，安全性和有效性高[8]。

（二）手术适应证

XEN 凝胶引流装置植入术对远端和近端阻力增高的患者均可选择，包括：

（1）原发性开角型青光眼。

（2）继发性开角型青光眼：剥脱性青光眼（PXG）、皮质类固醇激素性青光眼、色素性青光眼、葡萄膜炎继发性青光眼、外伤后继发性青光眼

（3）难治性青光眼，例如多次手术失败的开角型青光眼。

（三）手术禁忌证

（1）根据房角 Shaffer 分级为Ⅲ级与Ⅳ级的闭角型青光眼。

（2）目标象限存在结膜瘢痕。

（3）存在活动性炎症。

（4）硅油眼。

（5）存在瘢痕体质。

（6）明确 XEN 引流管过敏者。

（四）手术步骤

使用预装的推进器将微型引流管直接从颞侧角膜缘植入，通过前房、小梁网和巩膜植入鼻上结膜下，将前房和结膜下空间连通，促使房水从前房流出到结膜下组织，将房水引入结膜下空间，从而降低眼压。

（扫描二维码观看视频 5-4-2）

（五）手术并发症[9]

脉络膜渗出、前房出血、低眼压、植入物脱位、植入物外露、伤口渗漏。滤过瘢痕化导致眼压升高，可进行眼球按摩、联合抗代谢药物结膜下注射、分离滤过泡等操作。

六、微导管辅助的 Schlemm 管成形术、切开术

（一）手术适应证

原发性先天性青光眼、青少年型开角型青光眼、早中期原发性开角型青光眼，以及部分继发性开角型青光眼（如皮质类固醇激素性青光眼等）。

内路 Schlemm 管相关手术要求角膜透明，可清晰观察房角结构，也适用于多次抗青光眼手术失败，术前房角镜检查提示小梁网未受累或虽累及部分小梁网但仍可满足相关内路手术条件者。也适合因某些原因所致结膜、巩膜组织破坏无法行传统外滤

过手术的患者以及青光眼合并严重眼表疾病患者[10]。

外路 Schlemm 管相关手术适应证与经内路 Schlemm 管相关手术基本相同，更适用于有角膜混浊而影响房角观察的青光眼患者[11]。

（二）手术步骤

以穿透性 Schlemm 管成形术为例，穿透性 Schlemm 管成形术（PCP）是在完成 Schlemm 管成形术后，将角巩膜缘床进行开窗，使房水由前房经开窗口直接流入 Schlemm 管断端，再经过缝线扩张 Schlemm 管，由集合管、房水静脉流出，并紧密缝合巩膜瓣，减少术后滤过泡形成。

（扫描二维码观看视频5-4-3）

（三）手术并发症[12]

（1）术中、术后前房出血，围手术期应适当使用止血药。

（2）术后眼压短暂性升高的发生率为 14%~48%。目前发生机制尚不清楚，推测与术后一过性炎症反应、房水生成增加及术后糖皮质激素用药相关。因此术后糖皮质激素类药物的使用应根据患者的术后眼压情况进行调整。

（3）睫状体脱离或离断。

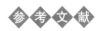

[1]中华医学会眼科学分会青光眼学组，中国医师协会眼科医师分会青光眼专业委员会.中国青光眼指南[M].2022.

［2］European Glaucoma Society.European Glaucoma Society Terminology and Guidelines for Glaucoma，5th Edition.Br J

Ophthalmol. 2021 Jun；105（Suppl 1）：1-169.

　　［3］中华医学会眼科学分会青光眼学组.中国微创青光眼手术适应证选择专家共识（2023）［J］.中华实验眼科杂志，2023，41（6）：521-526.

　　［4］张秀兰，林凤彬，唐广贤，等.房角镜下房角分离术治疗 PACG 操作规范专家推荐意见.中华实验眼科杂志，2023，42（9）：843-845.

　　［5］Gupta S，Sethi A，Yadav S，et al. Safety and efficacy of incisional goniotomy as an adjunct with phacoemulsification in primary angle-closure glaucoma. J Cataract Refract Surg. 2021 Apr 1；47（4）：504-511.

　　［6］Sieck EG，Epstein RS，Kennedy JB，et al. Outcomes of Kahook Dual Blade goniotomy with and without phacoemulsification cataract surgery. Ophthalmology. 2018；1（1）：75 - 81.

　　［7］Salinas L，Chaudhary A，Berdahl JP，et al. Response：Goniotomy Using the Kahook Dual Blade in Severe and Refractory Glaucoma：6-Month Outcomes.J Glaucoma. 2019 May；28（5）：e89.

　　［8］Mansouri K，Guidotti J，Rao HL，et al. Prospective Evaluation of Standalone XEN Gel Implant and Combined Phacoemulsification-XEN Gel Implant Surgery：1-Year Results.J Glaucoma. 2018 Feb；27（2）：140-147.

　　［9］Midha N，Rao HL，Mermoud A，et al. Identifying the predictors of needling after XEN gel implant. Eye（Lond）. 2019 Mar；33（3）：353-357.

　　［10］Riva I，Brusini P，Oddone F，et al. Canaloplasty in the Treatment of Open-Angle Glaucoma：A Review of Patient Selection and Outcomes.Adv Ther. 2019 Jan；36（1）：31–43.

［11］Aboalazayem F，Elhusseiny AM，El Sayed YM. Gonioscopy–Assisted Transluminal Trabeculotomy：A Review.Curr Eye Res. 2023 Apr；48（4）：329–338.

［12］Gurnani B，Tripathy K. Minimally Invasive Glaucoma Surgery. 2023 Jun 20. In：StatPearls［Internet］. Treasure Island （FL）：StatPearls Publishing；2023 Jan –

（鞠　宏）

第五节　青光眼白内障联合手术

同时罹患白内障和青光眼的病例临床上十分常见，患病率随年龄增长。在解剖结构、病理生理改变及发病机制方面，青光眼与白内障常相互影响、同时发生[1]。任何同时具备青光眼和白内障手术指征的患眼均应考虑施行青光眼白内障联合手术。

目前青光眼白内障联合手术主要是指白内障超声乳化并人工晶状体植入术联合各种抗青光眼手术如开放房角手术、增加房水内引流手术以及增加房水外引流手术等[2]。手术方法的选择需考虑患者的青光眼类型，目标眼压，既往病史（如手术史、用药史等），风险情况（如独眼、职业、视野及视功能损害程度等），患者的偏好、期望值和依从性，术者的偏好和经验等。选择手术方法时不仅要考虑眼压控制的效果，还应考虑并发症的发生率和功能方面的获益。眼科医生应对每个病例进行具体分析，在风险与受益之间权衡，制定手术方案，并于手术前与患者及家属充分沟通。

一、白内障超声乳化联合房角分离术

（一）概述

房角分离术是目前治疗原发性闭角型青光眼（primary angle closure glaucoma，PACG）的首选手术治疗方案，是闭角型青光眼常见的内引流手术。房角分离术可消除房角粘连，改善房角结构，进而恢复小梁网功能，解除房水排出阻力，从而达到对因治疗的目的。联合晶状体摘除术，前房加深，可解除瞳孔阻滞，降低睫状环阻滞的风险，提高房角分离的手术效果[3]。既往的研究表明，白内障摘除联合房角分离术后，90% 以上的患者眼压可得到有效控制（＜ 21mmHg），且这一效果长期有效[4]。

国际上将应用虹膜分离器或钝性器械（如黏弹剂针头、白内障劈核钩等）在房角镜辅助下机械压迫虹膜根部以开放房角的方法定义为房角分离术（goniosynechialysis，GSL），而将直接在房角处注射黏弹剂，利用黏弹剂的机械压迫作用分离房角的方法定义为房角成形术（viscogonioplasty，VGP）[5]。目前，在我国两种手术方式均有应用，其手术效果方面的差异尚无明确报道。

（二）手术适应证

白内障合并原发性急性闭角型青光眼（绝对期除外），慢性闭角型青光眼早期；白内障膨胀期继发青光眼，伴房角狭窄及不同程度粘连者；手术或外伤继发近期的房角粘连合并晶状体混浊。

（三）术前准备

详细询问患者全身及眼部病史、用药情况，术前需停用抗凝药物（华法林、氯吡格雷、利伐沙班等）、术眼需停用缩瞳药物及前列腺素衍生物类药物。全身体格检查及化验室检查排除手术禁忌证。

术前眼部检查包括双眼最佳矫正视力（BCVA）及屈光状态、眼压、UBM 及房角镜检查，视野计、OCT（视盘与黄斑）、角膜内皮镜检查，眼轴、角膜曲率测量及人工晶状体计算等检查。

术前 3 天术眼局部滴用抗生素眼药水 4 次 / 天，眼压高者加用局部及全身降眼压药物控制眼压。术前 1h 予复方托吡卡胺滴眼液点术眼散瞳，10min/ 次，共 3-4 次。依据患者病情于术前 2h 给予甘露醇 250mL 或 400mL 静脉点滴和 / 或口服乙酰唑胺（或醋甲唑胺）降低眼压。

麻醉建议选择球后阻滞麻醉或静脉麻醉，单纯表面麻醉在青光眼患者中并不适用。

（扫描二维码观看视频 5-5-1）

（四）手术方法

以白内障超声乳化吸除联合房角分离术为例。

1. 消毒与麻醉

患者仰卧位，局部消毒铺巾，贴手术贴膜，置入开睑器。聚维酮碘冲洗结膜囊，生理盐水再次冲洗。2% 利多卡因 1–2mL 球后或球旁阻滞麻醉及结膜下浸润麻醉。

2. 手术切口制作

通常选择透明角膜切口，根据患者眼部条件也可行角膜缘切口或巩膜隧道切口（长度 2.2–3mm），切口位置最佳于角膜散光陡峭轴方向，避免或减少术源性散光。根据术者的操作习惯在主切口的颞侧或鼻侧 90° 左右方向角膜缘内制作辅助切口（长度 1mm）。

3. 连续环形撕囊

前房内注入粘弹剂，行连续环形撕囊，囊口大小约 5–5.5mm，如果患者悬韧带比较松弛，囊口应稍大一些 5.5–6mm，以减少术后囊袋收缩综合征的发生。

4. 水分离及水分层

水分离与水分层：用平针头将平衡盐溶液注入囊膜与皮质之间（水分离 hydrodissection），同时注入晶状体皮质与核之间（水分层 hydrodelineation），使晶状体皮质与囊膜分离，晶状体核与皮质分离，利于后面超声乳化碎核及清除皮质的操作，可以减少囊膜及悬韧带的牵拉，减少并发症的发生。有些病例是不需要水分的如成熟期及过熟期白内障，因其自身的皮质已水化或乳化，晶状体核已处于游离状态。另外，如前囊撕囊口不是连续环形，做水分要慎重，避免囊口撕裂及后囊膜撕裂，甚至晶状体核下沉至玻璃体等不良并发症的发生。

5. 超声乳化

常规超声乳化碎核，灌注／抽吸（I/A）清除晶状体皮质，必要时前后囊抛光。

6. 人工晶状体植入

前房内再次注入粘弹剂，植入人工晶状体于囊袋内。如合并悬韧带明显松弛或部分断裂（＜180°）可同时植入囊袋内张力环。后囊破裂者，应清除脱出的玻璃体，人工晶状体可植入睫状沟固定。

7. 房角分离

用虹膜分离器或钝性器械（如黏弹剂针头、白内障劈核钩等）在房角镜辅助下机械压迫虹膜根部以开放房角。或直接在房角处注射黏弹剂，利用黏弹剂的机械压迫作用分离房角。

8. 清除黏弹剂及关闭切口

用 I/A 清除前房内及人工晶状体后面残留的黏弹剂。房角粘连明显，术前高眼压或炎症明显者可给予少量曲安奈德冲洗前房，以减少术后炎症反应。水密关闭切口。

9. 术毕用药

滴广谱抗生素滴眼液及涂典必殊眼膏，可予地塞米松 3~5mg 或甲泼尼龙／曲安奈德 20mg 球旁注射，四头带加压包扎。

（五）注意事项

（1）原发性急性闭角型青光眼发作期合并高眼压、角膜水肿，可先行前房穿刺术联合局部及全身药物治疗降低眼压、缓解病情，再择期行上述手术治疗。

（2）急性闭角型青光眼急性发作期后，合并角膜内皮或全层水肿以及前房炎症反应重者，建议先行消肿抗炎治疗，病情稳定后再实施手术。

（3）建议术中使用直接房角镜，在清晰看到房角且确定房角粘连的情况下行房角分离术[6]。或房角盲分后用房角镜观察房角状态，以确保粘连分离，房角开放。

（六）术后用药、随访及护理

1. 术后用药和随访

一般情况下术后第 1 天开始点药，局部广谱抗生素滴眼液每日 4 次，使用 1–2 周；糖皮质激素及非甾体抗炎滴眼液每日 4 次，1–2 周后减量，至少持续用药 1 个月，如炎症反应重者可适当延长用药时间；根据病情酌情加用散瞳剂每日 1–3 次，使用 1–3 周；如患者患有干眼症等眼表异常酌情加用人工泪液。术后眼压正常可停用抗青光眼药物，如眼压 ≥ 21mmHg，局部用 1–2 种抗青光眼药物点眼（不建议使用缩瞳剂或前列腺素衍生物类药物），术后一月内密切观察随访（建议至少 2–3 次），病情稳定后可适当延长随访时间（建议每年至少 2–3 次），观察视力、眼压、房角及视野等情况。眼压正常降眼压药物可减量或停用。

2. 术后护理

患者术后多为居家自行护理，应做好患教工作，指导其正确的点眼药方法，嘱其注意术眼卫生，避免强光刺激，防止用眼过度疲劳；术后一个月内，尽量避免重体力劳动或剧烈运动，避免过度用力、提举重物；避免对手术眼施加压力（如用手或手帕等用力揉眼）；清淡饮食，禁烟酒等。

（七）病例照片

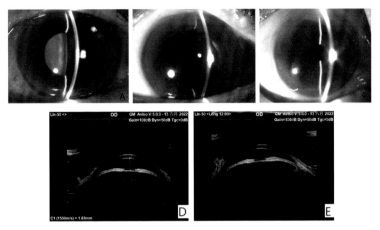

图 5-5-1　病例 1

A. 右眼白内障摘除联合房角分离术前的前节像；B. 术后第 1 天的前节像；C. 术后 1 月的前节像；D.E. 该患者右眼术前 UBM 图像：前房轴深 1.83mm，全周房角狭窄或关闭。

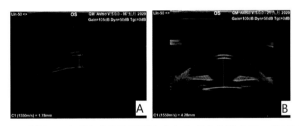

图 5-5-2　病例 2　左眼白内障摘除联合房角分离术前及术后 4 月 UBM 对比

A. 术前左眼前房轴深 1.78mm，全周房角狭窄或关闭；B. 术后 4 月左眼前房轴深 4.28mm，全周房角开放。

二、白内障摘除联合增加房水内引流手术

（一）概述

增加房水内引流的手术根据房水引流途径分为 Schlemm 管引流和脉络膜上腔引流，目前国内已开展的微创青光眼手术（MIGS[7]）主要是 Schlemm 管途径，包括小梁消融术、微导管辅助下的内路 Schlemm 管成形术（ab-interno canaloplasty，ABiC[8]）、内路 Schlemm 管切开术（如 kahook dual blade，KDB 刀内路小梁切除术[9][10]）、房角镜及微导管辅助的 360° 小梁切开术（gonioscopy-assisted transluminal trabeculotomy，GATT[11]）和微导管辅助下 360° 外路小梁切开术（microcather-assisted trabeculotomy，MAT[12]）等。相较于联合外引流手术而言，联合内引流手术的损伤更小，安全性更高，且二者疗效相似[13-14]。内引流手术无需做虹膜切除，降低了虹膜切除术后炎症反应和前房积血的发生率。但其往往需要较高的手术技巧及先进的手术设备，故尚未在我国普及。

（二）手术适应证

原发性开角型青光眼合并晶状体混浊。

（三）术前准备

麻醉建议选择静脉麻醉联合球后麻醉及 Tenon 囊下麻醉。其余术前准备同前。

（四）手术方法

以白内障超声乳化吸除及人工晶状体植入联合外路 Schlemm 管成形术为例

（1）切口制作、白内障超声乳化及植入人工晶状体步骤同前，需注意超乳主切口需在颞侧制作。

（2）作结膜瓣：在 12：00 位结膜下注射利多卡因 0.5mL，用显微剪作以穹隆为基底或角膜缘为基底的结膜瓣，分离结膜下组织，充分暴露巩膜。在拟制作巩膜瓣的区域电凝止血。

（3）作巩膜瓣：作 4mm×4mm 约 1/2 巩膜厚度的浅层巩膜瓣，然后在其下做一 2mm×2mm 的深层巩膜瓣。两个巩膜瓣厚度约占巩膜总厚度的 90%，这样才能暴露 Schlemm 管。

（4）仔细向前剥离巩膜瓣，寻找 Schlemm 管并去除外壁，切除深层巩膜瓣。

（5）用 iTrack 导管沿着 Schlemm 管一端绕行一圈，待其穿出后将 1 根 10-0 聚丙烯线结扎于其远端，回退过程中每 2 个钟点推注一次高分子透明质酸钠扩张 Schlemm 管，将导管退出后 10-0 聚丙烯线留置在 Schlemm 管中并结扎。

（6）用 10-0 尼龙线紧密缝合巩膜瓣，10-0 尼龙线缝合结膜切口。

（五）注意事项

（1）以上介绍的是双切口手术，也可考虑单切口进行，先不要切除深层巩膜瓣，在浅层巩膜瓣下直接穿刺入前房，完成超乳及人工晶状体植入后再切除深层巩膜瓣。

（2）去除 Schlemm 管外壁需要非常小心，注意需要保留小梁网 -Descemet 膜，它是一层很薄的组织，术中易损伤。

（3）手术中注入透明质酸钠扩张 Schlemm 管的过程一定要缓慢。

（4）浅层巩膜瓣需密闭缝合，术后开放的 Schlemm 管和黏弹剂重建的生理通道可以使房水正常流出。

（六）术后并发症

前房积血是术后最常见的并发症，术后少量的前房积血可视为一个积极的预后标志，提示手术成功率高。其他并发症包括缝线损伤小梁网、脉络膜脱离、术后低眼压或高眼压等。远期眼压升高可能与 Schlemm 管的再次塌陷和集液管开口的闭合有关[9]。

（七）术后用药、护理及随访

术后前房通常稳定且反应较轻，所以术后睫状肌麻痹剂不是必须使用的，其余用药及护理同前。定期随访是必须的，术后眼压升高随时加用降眼压药物。

三、白内障摘除联合增加房水外引流手术

（一）概述

增加房水外引流的手术常见的有小梁切除术、青光眼引流阀植入术[15]、Ex-Press 青光眼微型引流器植入术[16]、MIGS 如 XEN 青光眼引流器植入术[17]等。白内障超声乳化吸除联合小梁切除术作为最经典的青光眼白内障联合手术，目前临床上应用仍十分广泛[18-20]。

（二）手术适应证

白内障合并视神经明显受损的 PACG 和 POAG，既往行各种抗青光眼手术无效的患者。

（三）术前准备

同前。

（四）手术方法

以白内障超声乳化吸除及人工晶状体植入联合小梁切除术为例。

（1）麻醉满意后，对术眼消毒铺单，置入开睑器。

（扫描二维码观看视频 5-5-2）

（2）固定眼球：可在角膜缘作牵引线或直肌牵引线固定眼球。

（3）作结膜瓣：作以穹窿为基底的结膜瓣，巩膜充分暴露后电凝止血。

（4）作巩膜瓣：以角膜缘为基底，于上方 11∶00–1∶00 位用隧道刀制作三角形或梯形巩膜瓣，约 1/2 巩膜厚度，大小约 4mm×4mm。结膜瓣和巩膜瓣下放置 5-氟尿嘧啶（5F-U）棉片，浓度 25mg/mL，放置时间约为 4–6min（或放置含丝裂霉素的海绵，浓度 0.2–0.33mg/mL，放置时间约 2–5min）。取出棉片后，50ml 生理盐水冲洗干净。

（5）作透明角膜主切口或巩膜隧道切口，于鼻侧或颞侧角膜缘作辅助切口。

（6）白内障超声乳化及植入人工晶状体步骤同前。

（7）小梁切除：于巩膜瓣下切除小梁组织约 1mm×2mm，并行宽基底周边虹膜切除。

（8）10-0 缝线作巩膜瓣可调整缝线 2–3 针[11]。结膜瓣 8 字或对端紧密缝合 2 针。

（五）注意事项

（1）术中遇到小瞳孔且虹膜后粘连时，应扩大瞳孔，可选择放射性剪开瞳孔缘或术中使用虹膜拉钩辅助。

（2）建议周边虹膜切除的基底比小梁切除的区域稍宽一些，避免虹膜嵌顿。

3. 巩膜瓣可调整缝线结扎要紧，结膜瓣的缝合要严密，避免或减少术后早期房水引流过多造成低眼压及相关并发症。

（六）术后并发症

白内障摘除联合小梁切除术后滤过相关的并发症比单独行小梁切除术的发病率更低，但前房炎症反应更重[19]。术后常见的并发症包括术后一过性眼压升高、炎症反应、低眼压、浅前房等。眼压轻度升高无需处理，升高明显可轻轻按摩眼球使滤过泡隆起，眼压下降，必要时提前拆除可调整缝线或激光断线。前房浅又分为低眼压性和高眼压性。浅前房合并低眼压常见原因有巩膜瓣缝合松导致滤过功能过强、结膜切口渗漏、睫状体脉络膜脱离等，可采取加强散瞳、抗炎、滤过泡加压包扎或佩戴角膜绷带镜等方式保守治疗，治疗无效可以手术；浅前房合并高眼压常见于恶性青光眼，应用睫状肌麻痹剂加强散瞳与抗炎，可行激光治疗，若无效或恶化应采取手术治疗行前部玻璃体切除术。

（七）病例照片

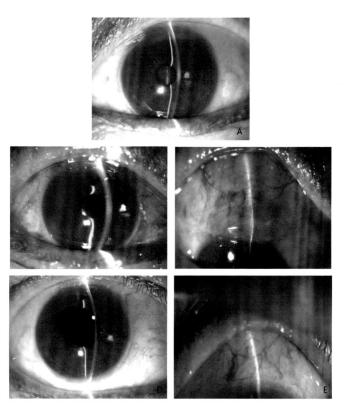

图 5-5-3　病例 3　右眼白内障超声乳化联合小梁切除手术前后眼前节像

A. 术前；B.C. 术后第 1 天；D.E. 术后半年。

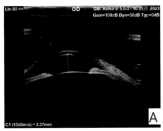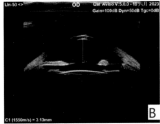

图 5-5-4 病例 4 右眼白内障超声乳化联合小梁切除手术

A. 术前 UBM 示右眼前房轴深 2.37mm，全周房角狭窄或关闭；B. 术后 2 个月 UBM 示右眼前房轴深 3.13mm，全周房角开放。

（八）术后用药及护理

因术后眼部缝线较多，患者多表现为异物感明显，术后早期可佩戴治疗性绷带镜减轻不适。为避免术后挤压眼球，建议术后 2 周内睡觉时佩戴保护性眼罩，其余同前。

（九）随访

白内障摘除联合滤过手术后 3 个月内应密切随访，关注滤过泡和眼压的变化。如滤过泡有瘢痕化趋势或眼压升高，应加强滤过泡按摩，或联合球结膜下注射抗瘢痕化药物，其余同前。

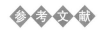

［1］中华医学会眼科学分会青光眼学组.中国合并白内障的原发性青光眼手术治疗专家共识（2021 年）［J］.中华眼科杂志，2021，57（03）：166-170.

［2］李翔骥，贺翔鸽，朱小敏，等.青光眼手术的分类及进展

［J］.国际眼科纵览，2021，45（4）：7.

［3］Yu J G，Zhao F，Xiang Y .Phacoemulsification with Goniosynechialysis versus Phacoemulsification Alone in Angle-Closure Glaucoma：A Meta-Analysis of Randomized Controlled Trials.［J］.Journal of Ophthalmology，2021.

［4］Qian Z，Huang J，Song B，et al.Cataract Surgery（Phacoemulsification with Intraocular Lens Implantation）Combined with Endoscopic Goniosynechialysis for Advanced Primary Angle-Closure Glaucoma［J］.OphthalmologGlaucoma，2020（Pt4）.

［5］VarmaD，AdamsWE，PhelanPS，et al.Viscogonioplasty in patients with chronic narrow angle glaucoma［J］.Br J Ophthalmol，2006，90（5）：648-649.

［6］王瑾，牟大鹏，张烨，等.白内障术中房角镜指导下房角成形术治疗原发性闭角型青光眼合并白内障疗效评价.中华实验眼科杂志，2023，41（01）：47-53.

［7］AGRAWAL P. BRADSHAW S E.Systematic literature review of clinical and economic outcomes of micro-invasive Glaucoma surgery（MIGS）in primary Open-Angle Glaucoma. Ophthalmol Ther. 2018；7（1）：49‐73.

［8］Davids A M，Pahlitzsch M，Boeker A，et al. Ab interno canaloplasty（ABiC）—12-month results of a new minimally invasive glaucoma surgery（MIGS）［J］. Graefe's Archive for Clinical and Experimental Ophthalmology，2019，257：1947-1953.

［9］DORAIRAJ S，TAM MD，BALASUBRAMANI GK. Two-year clinical outcomes of combined phacoemulsification, goniosynechialysis，and excisional goniontomy for angle-closure glaucoma［J］. Asia Pac J Ophthalmol（Phila），2020，10（2）：

183-187.

［10］Okada N，Hirooka K，Onoe H，et al. A Retrospective Study of Risk Factors Affecting Long-Term Outcomes Following Ab Interno Trabeculotomy and Goniotomy Concomitant with Phacoemulsification［J］. Clinical Ophthalmology，2023：3563-3568.

［11］CHIRA-ADISAI T，MORI K，KOBAYASHI A，et al.Outcomes of combined gonioscopy-assisted transluminal trabeculotomy and goniosynechialysis in primary angle closure：a retrospective case series［J］. Int Ophthalmol，2021，41（4）：1223-1231.

［12］Al Habash A，Otaif W，Edward D P，et al. Surgical outcomes of microcatheter-assisted trabeculotomy as a secondary procedure in patients with primary congenital glaucoma［J］. Middle East African Journal of Ophthalmology，2020，27（3）：145-149.

［13］胡晶晶，叶雯青，唐艺华，等. Schlemm管为基础的青光眼内引流手术术后眼压分布特征. 中华眼视光学与视觉科学杂志，2021，23（06）：409-413.

［14］Hughes T，Traynor M .Clinical Results of Ab Interno Canaloplasty in Patients with Open-Angle Glaucoma［J］.Dove Press，2020.

［15］Mehta R，Tomatzu S，Cao D，et al. Refractive Outcomes for Combined Phacoemulsification and Glaucoma Drainage Procedure［J］. Ophthalmology and Therapy，2022，11（1）：311-320.

［16］WANG W，ZHOU M W，HUANG W B，et al.Ex-PRESS implantation versus trabeculectomy in Chinese patients with POAG：fellow eye pilot study［J］. Int J Ophthalmol，2017，10（1）：56-60.

［17］姚贻华，叶琴，王晓辉，等 . XEN 凝胶引流管植入术在青光眼治疗中的初步观察 . 中华眼科杂志，2021，57（09）：679-684.

［18］Ahmadzadeh A ，Kessel L ，Subhi Y ，et al.Comparative Efficacy of Phacotrabeculectomy versus Trabeculectomy with or without Later Phacoemulsification：A Systematic Review with Meta-Analyses［J］.Journal of Ophthalmology，2021，2021（2）：1-17.

［19］Li X J，Filek R，He X G，et al. Risk factors for flat anterior chamber after glaucoma filtration surgery［J］. International journal of ophthalmology，2018，11（8）：1322.

［20］张洪洋，余敏斌，顿中军 . 白内障超声乳化术与超声乳化联合小梁切除术治疗原发性闭角型青光眼 Meta 分析 . 中华实验眼科杂志，2013，31（03）：270-274.

（马　伊　王靖瑞）